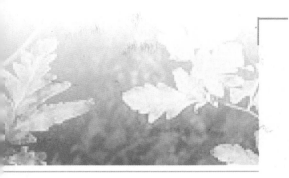
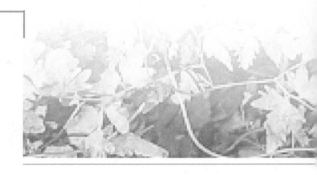

药用植物采集与图鉴

Iconography of Chinese Herbs

赵志礼　著

Zhao Zhili

万德光　主审

Chief Reviewer　Wan Deguang

上海科学技术出版社

Shanghai Scientific & Technical Publishers

图书在版编目（CIP）数据

药用植物采集与图鉴/赵志礼著.—上海：上海
科学技术出版社，2015.5（2024.10重印）
ISBN 978-7-5478-2601-0

Ⅰ.①药… Ⅱ.①赵… Ⅲ.①药用植物—图谱
Ⅳ.①R282.71-64

中国版本图书馆CIP数据核字（2015）第067352号

药用植物采集与图鉴

赵志礼　著　万德光　主审

上海世纪出版（集团）有限公司 出版、发行
上 海 科 学 技 术 出 版 社
（上海市闵行区号景路159弄A座9F-10F）
邮政编码201101　　www.sstp.cn
上海中华商务联合印刷有限公司印刷
开本 787×1092　1/16　印张 11.5
字数 250千字
2015年5月第1版　2024年10月第6次印刷
ISBN 978-7-5478-2601-0/R·893
定价：65.00元

　　本书是在作者多年野外考察、药用植物标本采集与植物分类学鉴定的基础上，拍摄图片汇集而成的。全部植物图谱均具原创性是该书一大特点；另一特点为图谱中具有相当数量微距拍摄的植物繁殖器官（尤其是花部）解剖细节特写，并附比例尺以资鉴定。文字描述简明扼要，与图谱相得益彰。

　　品种包括《中华人民共和国药典》2015年版一部、《上海市中药饮片炮制规范》2008年版收录药材基原植物及其他药用植物共计292个分类群，隶属维管植物102科。每个品种下注明药用部位及功效，其中国家药典品种列出英文适应证。

　　本书可作为高等学校中药学专业、药学专业及生命科学等相关专业教材或教学参考书；并适用于中药检定与科研人员、植物爱好者及普通读者参考阅读。

Zhao Zhili is Professor of Pharmacy and director of the Department of Pharmacognosy, Shanghai University of TCM. Based on his field investigations, specimen collection and taxonomic identification, he selected 292 Chinese herbs in the book, including 137 taxa recorded in the *Pharmacopoeia of the People's Republic of China 2015*. They belong to 102 families of vascular plants. Each figure in the book is composed of 3~10 pictures, which show plant, characteristics of flower, fruit or sporophyll, also with those of seed, bract, placentation, rhizome, hair, gland, leaf margin, stipule, sporangium or stem node, etc. in some figures.

The characteristics of the book are that the photos are wonderful, especially the detailed close-ups of each floral whorl. These close-ups are very valuable to help readers identify these plants.

作者简介

赵志礼

甘肃兰州人，1978年考入兰州医学院药学系（现兰州大学药学院）本科，毕业后留校任教，并获硕士学位；中国药科大学理学博士。现为上海中医药大学教授，博士生导师，生药学教研室主任。

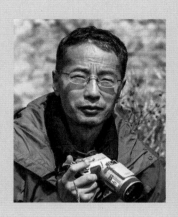

长期从事"药用植物学"教学与科研工作。

主讲的《药用植物学》2011年被评为上海高校市级精品课程；主编普通高等教育中医药类"十三五"规划教材、全国普通高等教育中医药类精编教材《药用植物学》（第2版）（2019年），编著《身边的药用植物》（2014年）；2018年被聘为国家中医药管理局第四次全国中药资源普查技术指导专家组成员。

2011年、2015年两获上海中医药大学"明星教师"称号，2012年获上海市育才奖。

在《植物分类学报》、*Journal of Ethnopharmacology*、*Botany*、*Current Genetics*、*Planta Medica* 及 *Gene* 等发表姜科1新种，1新变种，1新组合以及藏药品种整理等研究论文12篇（第一作者或通讯作者）。

主持国家自然科学基金面上项目1项。

Zhao Zhili

Currently director of the Department of Pharmacognosy, Shanghai University of TCM, Dr. Zhao graduated from the Department of Pharmacy in Lanzhou Medical College and obtained both a B.S. in 1982 and a M.S. in 1992. He got his Ph.D. at the China Pharmaceutical University in 1999. Dr. Zhao is Professor of Pharmacy at Shanghai University of TCM, where he teaches courses in pharmaceutical botany, pharmacognosy and field botany.

He has published a new species, a new variety and a new combination from Zingiberaceae in *Acta Phytotaxonomica Sinica*. Also, his study on the identification of Tibetan Traditional Medicine Jie-Ji was published in the *Journal of Ethnopharmacology*, and seven other papers were published in *Botany*, *Current Genetics*, *Planta Medica*, *Gene* and so on.

　　1947年，我在大学三年级学习的课程中有植物分类学一课，此课的老师讲得很好，并带我们全班同学到北京玉泉山、香山等地野外实习。在野外看到被子植物花多种多样的构造，引起了我对植物分类学的兴趣。以后，我到过南口、八达岭、门头沟等地采集植物标本，在野外解剖花，在手镜下进行观察，并同时绘图。那时，分类学参考书不多，在我们生物系图书馆中我只见到周汉藩教授编著的《河北习见树木图说》和刘汝强（刘毅然）教授编著的 Systematic Botany of the Flowering Families in North China（有分科检索表和各科的分属检索表），而当时北平研究院植物研究所已出版的5卷《中国北部植物图志》（包括蓼科、藜科、苋科、旋花科、龙胆科、忍冬科），我则均不了解，这样，我对采到的标本完全没有能力做出鉴定，只好求老师帮助。

　　新中国成立后不久，为了解决各方面鉴定植物的问题，中国科学院植物研究所钱崇澍教授在《植物分类学报》上发表了"中国植物科属检索表"一文；汪发缵教授主持了《中国主要植物图说》一书的编写，但可惜只出版了豆科、蕨类植物、禾本科3卷。此后到20世纪60年代初，刘慎谔教授主持编著了《东北木本植物图志》和《东北植物检索表》，侯宽昭教授编著了《广州植物志》和《中国种子植物科属辞典》，裴鉴教授编著了《江苏南部种子植物手册》，乔曾鉴教授主持编著了《北京植物志》，这些著作的出版对我国东部植物的鉴定大有帮助。根据1958年和1959年两年全国野生经济植物普查的丰富资料编著的《中国经济植物志》一书收载我国经济植物，包括药用植物，共2 411种，于1961年由科学出版社出版，但由于有关领导决定此书内部发行，不在书店公开出售，致使我国这第一部经济植物志一段时间不能为国人知晓和利用。值得庆幸的是这部重要著作已经在2012年春季由科学出版社重印，在全国书店出售。自1965年春季起，植物研究所开展《中国高等植物图鉴》的编写工作，到1966年6月"文化大革命"开始时，已编写了近2册的稿子（当时计划全书包括4册）。"文革"开始后，研究工作和植物学会的工作均陷入停顿，但从1969年起，全国兴起了中草药的调查和采集，由此于1970年，《中国高等植物图鉴》的编写工作得以恢复，并在1972年出版了第一、第二两册。令人不解的是在"文革"后期，全国多数有关植物学机构在未经交流、沟通的情况下却不约而同地开展起各省、区植物志的编写工作，到20世纪80年代末，《中国高等植物图鉴》全书7册，我国多数省、区的植物志和《中国植物志》的40余卷同时完成出版。在10余年不长的时间中有如此大量的志书问世，显示出我国植物分类学研究的一个空前跃进。这种强劲的势头在以后一直延续到现在，到了2004年，《中国植物志》巨著80卷全部完成出版，到2013年，英文版 *Flora of China* 的25卷和图鉴类型的《中国高等植物》的10数卷均全部完成出版。与此同时，还出版了不少名山植物志，如安徽的琅琊山、大别山，山东的崂山、泰山，浙江的天目山，河北的小五台山等山的植物志，以及横断山区和武陵山区的维管植物检索表。此外，汪劲武教授编著的《常见野花》以及类似的袖珍型植物普及著作也出版了数种。上述大量志书的问世，为我国植物区系的研究提供了重要的基础资料，为植物学教学和普及提供了重要参考书。

在志书的编写热潮中，我高兴地看到又一部新植物图鉴编写完成了，这就是上海中医药大学药学家赵志礼教授最近编写的《药用植物采集与图鉴》一书，书中收载我国药用维管植物292种，每一种植物均有植物体态和生殖器官的彩色照片3～7幅，简要的形态描述、地理分布和医药用途等内容。本书的特色是植物彩色照片非常精彩，尤其是花各轮器官的特写镜头极为精致，如山楂花、桃花和八角枫的花纵切面图，土人参的雌蕊的特立中央胎座，野老鹳草和续随子的蒴果，马齿苋和青葙的盖果等照片。这些特写图片对读者了解科、属特征，极有帮助。此外，作者也注意显示一些重要的营养器官的特征，如柳杉、侧柏、鹅掌楸、虎耳草、马鞭草的叶，红蓼和杠板归的托叶鞘，紫珠的叶片的腺点，以及杜仲叶片断裂处的胶丝等，对这些也都给出了特写镜头，这些照片对读者识别植物也都有重要意义。这些特写镜头都是作者多年来在野外对植物进行仔细观察后拍摄的，是经过体力劳动加上脑力劳动产生的优秀摄影成果，我对赵教授在植物学普及上做出的新贡献，在此谨表示衷心的祝贺和敬意，并相信本书出版后定会受到各方面读者的欢迎。

王文采

中国科学院院士

中国科学院植物研究所研究员

2015年1月5日

The characteristics of the book are that the photos are wonderful, especially the detailed close-ups of each floral whorl, such as the longitudinal sections of flowers of *Crataegus pinnatifida* Bge. var. *major* N. E. Br., *Prunus persica* (L.) Batsch and *Alangium chinense* (Lour.) Harms; the free-central placentation of the pistil of *Talinum paniculatum* (Jacq.) Gaertn.; the capsules of *Geranium carolinianum* L. and *Euphorbia lathyris* L.; the pyxides of *Portulaca oleracea* L. and *Celosia argentea* L., etc.. Also, the author observes the morphological characters of such vegetative organs as the leaves of *Cryptomeria fortunei* Hooibrenk ex Otto et Dietr., *Platycladus orientalis* (L.) Franco, *Liriodendron chinense* (Hemsl.) Sargent, *Saxifraga stolonifera* Curt. and *Verbena officinalis* L.; ocreae of *Polygonum orientale* L. and *P. perfoliatum* L.; glands on the leaf surface of *Callicarpa bodinieri* Lévl.; and gutta percha strands of Eucommia torn leaf blade. These close-ups are very valuable to help readers identify these plants. Here I would like to express my heartfelt congratulations and respect for Professor Zhao's new contribution in popularization of botany. Also, I believe that it will be a widely acclaimed book after the publication.

W. T. Wang

A taxonomist and

an academician of the Chinese Academy of Sciences (CAS)

January 2015

序　二

众所周知,物种(species)是生物分类的最基本单元,也是中药材、生药鉴定的基础。中国是世界上药用植物和生药种类最多、应用历史最久远的国家,药用资源种类达12 800多种,其中药用植物占总数的87%左右。《神农本草经》载药365种,其中植物药252种;《中华本草》(精选本)收载常用中药535味,其中植物药454味;《中华人民共和国药典》(2015年版)收载的中药材、饮片中,植物药近90%。可见植物药在中药中之地位。

中药多来自于天然,目前虽有部分品种人工栽培驯化成功,仍有很多品种依赖野生资源。这些野生资源或因生态环境破坏、过渡采挖,导致资源蕴藏量急剧下降,呈现濒危或灭绝状态,无法满足生产和临床的需求;或因形态相似,鉴定困难;或因不同地区、民族文化和用药习惯的差异,导致同名异物、同物异名、替代品、混伪品现象长期存在。因此,其真伪鉴别和品质评价,对于保证临床用药的安全性、有效性至关重要。

中药的鉴定包括基原鉴定、性状鉴定、显微鉴定、理化分析、生物检定。近年来,随着中药化学、分离分析科学研究的进展,各类色谱、波谱技术和分析仪器的快速发展,采用色谱指纹图谱、指标成分含量测定等技术对中药进行鉴定和质量控制成为主流方向。毋庸置疑,中药所含的化学成分是中药发挥药效的物质基础,以化学成分分析为基础的中药鉴定与品质评价也是必然的趋势。然而,我们必须认识到,中药的成分非常复杂,人们对中药真正发挥体内生物效应的物质基础的掌握和了解仍然是未见全豹,只见一斑,甚至完全未知;亦有很多多基原中药材,如大黄、龙胆、石斛等,仅凭化学成分的有无和多寡,或根据性状、显微特征,尚难准确鉴定。因而,基于植物分类学的药用植物物种(基原)鉴定依然是不可替代的。也正因为如此,中国药典除采用化学对照品,还采用"对照药材"作为中药真伪鉴别的凭证标本。

令人遗憾的是,如今的中药鉴定学、生药学、药用植物学学科,无论是学时数、人才培养规模,还是从事药用植物分类、鉴定专业人员数量,都如同野生药用资源,日渐珍稀,近乎断代,实令人担忧。

诚然,仍有少数学界同仁,不为浮躁之风所惑,甘于清苦,坚守药用植物学、中药鉴定学之教学、科研岗位,并孜孜以求,持之以恒,实属难能可贵。赵志礼教授就是其中的一位。

我与志礼教授师出同门,从1996年开始至今,在生药学、中药鉴定学教学、研究中有诸多合作、切磋，其治学态度、敬业精神令我钦佩。志礼教授在中国山姜属（*Alpinia* L.）、龙胆属（*Gentiana* (Tourn.) L.）等药用植物的分类鉴定研究中多有研究建树。

他近期编写的《药用植物采集与图鉴》一书，收载我国药用维管植物102科，292种。每种除有分辨清晰的原色植物照片，还附有反映该物种特征鉴别意义的繁殖器官的特写照片，这对于药用植物物种，特别是近缘种的准确鉴定，具有重要意义，也是其与同类专著的最大区别和特色。相信本专著的出版，对于药用植物学教学、野外识别、采集植物，对于中药的基原鉴定研究都具有重要意义。

对志礼教授在植物学普及与中草药基原鉴定方面的辛勤工作表示衷心的敬意！

上海中医药大学中药研究所所长
中药标准化教育部（市部共建）重点实验室主任
上海中药标准化研究中心主任
2015年1月

Preface II

Morphology-based identification of species is undisputed fundament in both plant taxonomy and authentication of crude drugs, although molecular biology, analytical chemistry and instrumental analysis have been playing more and more important role, especially in the field of quality assessment of medicinal herbs.

The Illustrated Handbook edited by Prof. Zhao Zhili contains 102 families and 292 taxa of Chinese medicinal vascular plants, each with not only the high resolution photos of plants, but also with the close-ups of reproductive organs demonstrating the characteristics of the species, which are very helpful to collect and authenticate the herbs. That is one of the significant features of this handbook, comparing to many other works in the same field.

Here I would like to express my heartfelt congratulations to Professor Zhao's hard work and contribution in medicinal botany and pharmacognosy. I also believe that the publication of this handbook will provide valuable and practical guidance and help for the teaching, field survey, collection and authentication of medicinal plants.

Wang Zhengtao, Ph.D.

Professor, Director

Shanghai R&D Center for Standardization of Chinese Medicines

The MOE Key Laboratory of Standardization of Chinese Medicines

Institute of Chinese Materia Medica

Shanghai University of Traditional Chinese Medicine

January 2015

前　言

　　国产药用植物种类繁多，东西南北中各具特色。本书收录条目以华东地区产为主，兼顾各地常见物种及科的多样性，以期在有限篇幅中"窥见一斑"。内容包括：《中华人民共和国药典》2015年版一部（带"*"者）、《上海市中药饮片炮制规范》2008年版收录药材基原植物及其他药用植物共计292个分类群，隶属维管植物102科。被子植物科排列参考恩格勒系统，并采用广义豆科、木兰科、桑科、罂粟科及木通科概念。

　　多年来，有机会去浙江、安徽、广东、台湾、辽宁、黑龙江、甘肃、宁夏、内蒙古、四川、贵州、重庆、西藏、云南等省区考察，浙江天目山药用植物学野外实习带教，积累标本与图片资料。本书图谱由植株外形、繁殖器官或孢子叶（囊）特征等多幅图片组成，具体种类尚附有苞片、胎座、地下茎、表皮毛、腺体、叶缘、托叶或茎节等性状以资鉴别（标尺刻度：毫米）。文字部分依据对诸标本形态学观察，并参考《中国植物志》相关描述。

　　一花一世界，研之习之，敬之畏之。一次沙生植物肉苁蓉考察归途，曾写下一段话："认识她，熟悉她，但真正走近她，仍然被深深震撼！当午，烈日，单调的黄沙背景下，一簇白花独放。喜干旱，一生与绿色无缘，我们该如何解读你这大漠精灵？！"

　　写写停停，8年有余，惟不曾放弃。脱稿之际，饮水思源：野外工作有各地同行及友人鼎力相助，部分标本鉴定得到植物分类学家王文采先生指点，西藏藏医学院嘎务教授惠赠3幅图片，上海中医药大学"立项教材"的经费资助……

　　观形态，作比较，辨真伪，识百草。

　　愿拙作对读者有益！

赵志礼

2015年1月于上海张江

Foreword

Chinese people have used herbs to treat diseases for thousands of years. Such common herbs in today's clinical uses as Gancao (*Glycyrrhiza uralensis* Fisch.), Renshen (*Panax ginseng* C. A. Mey.), Danshen (*Salvia miltiorrhiza* Bge.), etc. were already recorded in *Shennong Ben Cao Jing* (a work on Chinese traditional medicine; c. 200 BC~100 AD).

There are 292 selected Chinese herbs in the book, including 138 taxa (with "*") recorded in the *Pharmacopoeia of the People's Republic of China 2015*. They belong to 102 families of vascular plants, and the families are arranged according to Engler's system.

The field investigations and specimen collection have been carried out. Each figure in the book is composed of 3~10 pictures, which show plant, characteristics of flower, fruit or sporophyll, also with those of seed, bract, placentation, rhizome, hair, gland, leaf margin, stipule, sporangium or stem node, etc. in some figures (scale bar 1 mm). Based on author's morphological observations and the record of *Flora of China*, their diagnostic characters are described.

Finally, I am most grateful to my colleagues and friends for kind assistance in field investigations, to the world-famous plant taxonomist W. T. Wang for the identification of some species, and to professor Gawwu of College of Tibetan Traditional Medicine for his 3 pictures.

Zhao Zhili
School of Pharmacy
Shanghai University of TCM
January 2015

目 录

第一章　蕨类植物门 Pteridophyta

第二章　裸子植物门 Gymnospermae

第三章 被子植物门 Angiospermae

维管植物（vascular plants）是当今植物界最为重要的一大类群，数量多，分布广，与人类现代生活息息相关，中草药基原植物亦多隶属于此。分3门：蕨类植物门Pteridophyta，裸子植物门Gymnospermae及被子植物门Angiospermae。

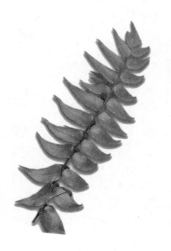

第一章　蕨类植物门

Pteridophyta

一类原始的维管植物，不产生种子，以孢子进行繁殖。

A group of vascular plants that reproduce and disperse via spores.

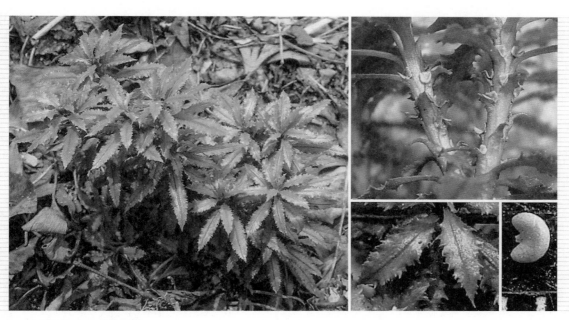

一、石杉科 Huperziaceae

蛇足石杉　Huperzia serrata (Thunb. ex Murray) Trev.

多年生土生植物。茎直立。叶为小型叶，螺旋状排列，狭椭圆形，基部楔形，下延有柄，边缘平直不皱曲，具粗大或略小而不整齐的尖齿，中脉突出明显。孢子叶与不育叶同形；孢子囊生于孢子叶的叶腋，两端露出，肾形，2瓣开裂。全国大部分省区均有分布。

干燥全草入药，散瘀止血，消肿止痛，清热解毒，健脑。

Dry whole plants for medicine.

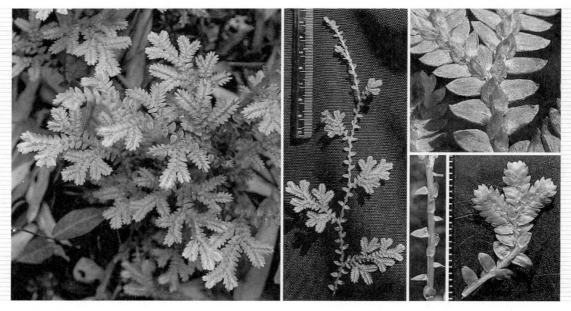

二、卷柏科 Selaginellaceae (The Spike-moss Family)

翠云草 Selaginella uncinata (Desv.) Spring

土生。主茎先直立而后攀援状，自近基部羽状分枝，先端鞭形，侧枝二回羽状分枝，背腹压扁。单叶全缘，具虹彩；主茎上排列稀疏；分枝上呈4行排列，二形，上侧中叶2行，上指，基部无耳，下侧侧叶2行。孢子叶穗紧密，孢子叶一形。分布于浙江、福建、广东、湖北、陕西、四川、香港等省区。

新鲜或干燥全草入药，清热，利湿，止血，止咳。

Fresh or dry whole plants for medicine.

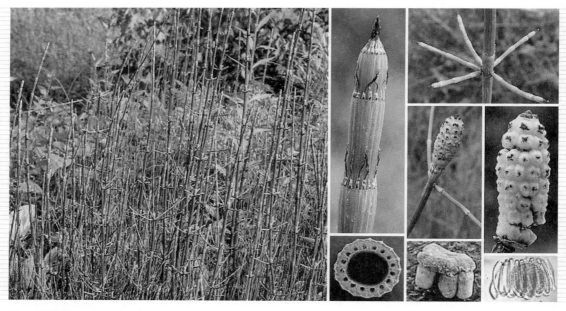

三、木贼科 Equisetaceae (The Horsetail Family)

节节草 Equisetum ramosissimum Desf.

枝一型。主枝有脊5～20，脊背部具1行小瘤或具横纹；气孔下陷，单列；髓腔中空；叶鳞片状，合生部分呈筒状（鞘筒），上部为鞘齿，鞘筒上部灰棕色，鞘齿灰白色或黑棕色，边缘膜质。孢子囊穗顶端具小尖突；孢子叶盾状，下面常生孢子囊5；孢子具4条弹丝。全国各地广泛分布。

干燥全草入药，清热，明目，止血，利尿。

Dry whole plants for medicine.

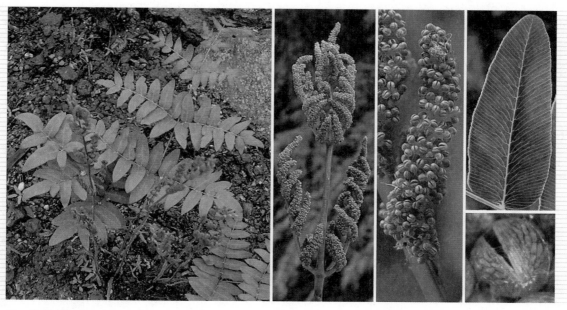

四、紫萁科 Osmundaceae (The Cinnamon Fern Family)

*紫萁　Osmunda japonica Thunb.

营养叶二回羽状；羽片对生；小羽片5～9对，分离，向基部稍宽，圆形或近截形，边缘具细锯齿；叶脉二回分歧。孢子叶羽片及小羽片均短缩，小羽片呈线形，沿中肋两侧背面密生孢子囊；孢子囊圆球形，环带极不发育，自顶端纵裂。全国大部分省区均有分布。

干燥根茎及叶柄残基称"紫萁贯众"，清热解毒，止血，杀虫。

Dry rhizomes and frond bases for influenza, dysentery, carbuncles, abnormal uterine bleeding and abdominal pain due to intestinal worms.

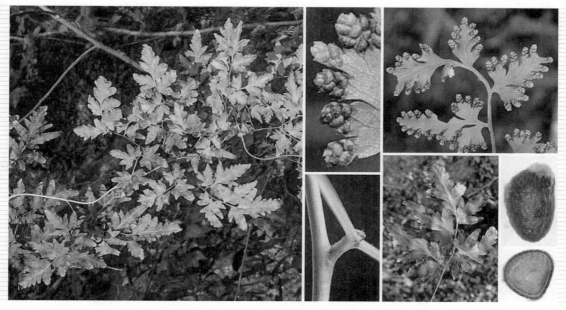

五、海金沙科 Lygodiaceae (The Climbing Fern Family)

*海金沙　Lygodium japonicum (Thunb.) Sw.

攀援植物。叶轴细长，羽片多数，对生于叶轴上的短距两侧，距顶端具一腋芽。不育羽片二回羽状；二回小羽片掌状3裂。能育羽片二回羽状，孢子囊穗由两行并生孢子囊组成，突出叶边之外；孢子囊横生短柄上，环带位于一侧；孢子四面形。分布于浙江、福建、台湾、香港、广西、湖南、四川等省区。

干燥成熟孢子称"海金沙"，清利湿热，通淋止痛。

Ripe and dry spores for pyretic stranguria, urolithiasis, hematuria and chyluria.

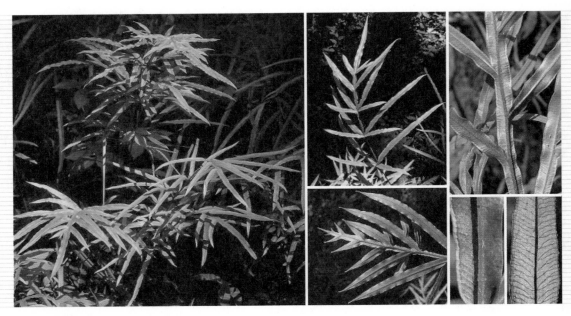

六、凤尾蕨科 Pteridaceae (The Maidenhair Fern Family)

井栏边草 **Pteris multifida** Poir.

叶簇生,二型;不育叶一回羽状,叶缘具尖锯齿,上部羽片基部下延,下部1~2对常分叉,有时近羽状;侧脉单一或分叉。能育叶羽片下部2~3对常2~3叉,上部几对基部常下延,在叶轴两侧形成狭翅;孢子囊群线形,囊群盖为反折的膜质叶缘形成,1层。全国大部分省区均有分布。

新鲜或干燥全草入药,清热利湿,解毒止痢,凉血止血。

Fresh or dry whole plants for medicine.

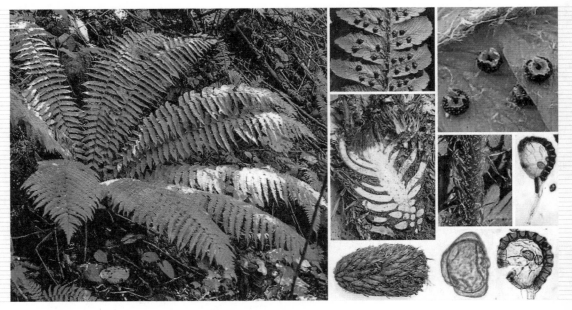

七、鳞毛蕨科 Dryopteridaceae (The Wood Fern Family)

*粗茎鳞毛蕨 **Dryopteris crassirhizoma** Nakai

根状茎粗大,直立或斜升。叶柄、连同根状茎密生鳞片。叶片草质,一回羽状;羽片深裂,裂片近全缘,沿羽轴生有具长缘毛的卵状披针形鳞片;叶脉分离。孢子囊群圆形,常背生于叶片上部;囊群盖圆肾形,膜质,成熟时不完全覆盖孢子囊群;孢子两面形。分布于东北及华北地区。

干燥根茎及叶柄残基称"绵马贯众",清热解毒,止血,杀虫。

Dry rhizomes and frond bases for influenza, headache, abnormal uterine bleeding and abdominal pain due to intestinal worms.

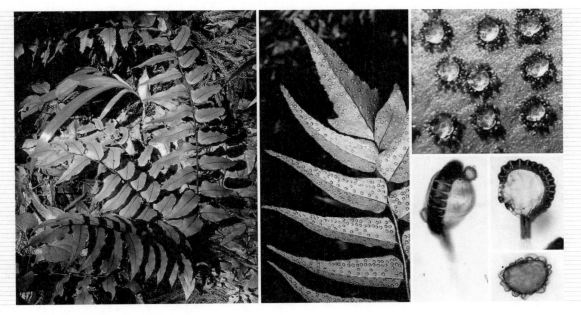

贯众 Cyrtomium fortunei J. Sm.

　　根茎密被棕色鳞片。叶簇生,奇数一回羽状;侧生羽片7~16对,披针形,长5~8 cm,多少上弯呈镰状,边缘常具前倾小齿,基部上侧近截形,下侧楔形,叶脉网状。孢子囊群遍布羽片背面;囊群盖盾状着生,全缘;孢子囊环带发育完全;孢子椭圆形。全国大部分省区均有分布。

　　干燥根茎及叶柄残基入药,清热平肝,解毒杀虫,止血。

Dry rhizomes and frond bases for medicine.

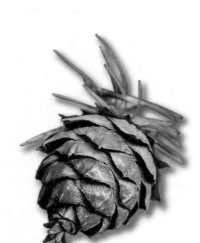

第二章　裸子植物门

Gymnospermae

一类维管植物,心皮开张,胚珠裸露,以种子进行繁殖。

A group of vascular plants that lack the folded, marginally sealed carpels. Also, they reproduce and disperse via seeds.

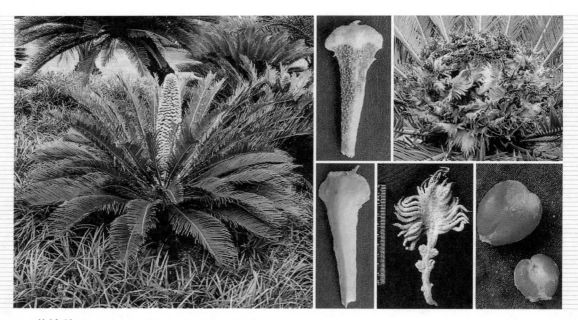

一、苏铁科 Cycadaceae (The Cycad Family)

苏铁　Cycas revoluta Thunb.

木本植物,树干直立。羽状叶从茎的顶部生出,裂片条形,厚革质,边缘向下反卷。雌雄异株。雄球花圆柱形,小孢子叶窄楔形,花药常3个聚生;大孢子叶密生淡灰黄色绒毛,上部的顶片卵形,边缘羽状分裂,裂片12~18对,条状钻形,先端有刺状尖头,胚珠2~6,生于大孢子叶柄两侧,有绒毛。种子橘红色。分布于福建、台湾、广东等地,全国各地有栽培。

干燥叶称"铁树叶",理气,活血。

Dry leaves for medicine.

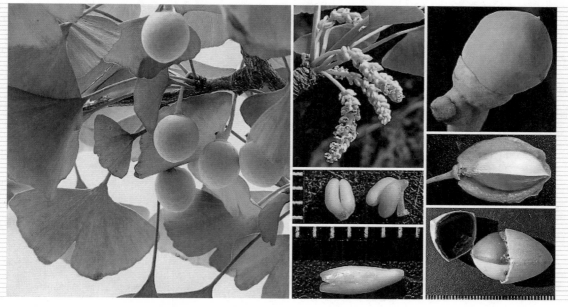

二、银杏科 Ginkgoaceae (The Ginkgo Family)

*银杏 Ginkgo biloba L.

落叶乔木。叶扇形,常2裂。雌雄异株。雄球花荑黄花序状;雌球花具长梗,梗端常分2叉,每叉顶生一盘状珠座,胚珠着生其上,常仅一侧胚珠发育成种子。种子核果状,外种皮肉质,中种皮骨质,内种皮膜质,淡红褐色;胚小,子叶常2。中生代孑遗植物,我国特产,仅浙江天目山有野生状态的树木。

干燥种子称"白果",敛肺定喘,止带缩尿。干燥叶称"银杏叶",活血化瘀,通络止痛,敛肺平喘,化浊降脂。

Dry seeds for persistent cough, enuresis and frequent urination. Also, dry leaves for coronary heart disease.

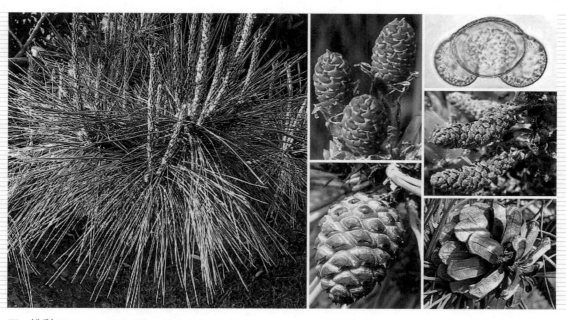

三、松科 Pinaceae (The Pine Family)

*马尾松 Pinus massoniana Lamb.

乔木。针叶2针一束,长12～20 cm,细柔;叶鞘宿存。雄球花穗状,弯垂;花粉具气囊2;雌球花常着生于新枝近顶端,淡紫红色,珠鳞与苞鳞近分离,一年生小球果上部珠鳞的鳞脐具短刺,下部珠鳞的鳞脐无刺。球果卵圆形,鳞盾菱形,横脊微明显。种子有翅。全国大部分地区均有分布。

干燥花粉称"松花粉",收敛止血,燥湿敛疮。

Dry pollen grains for traumatic hemorrhage, eczema and skin erosion.

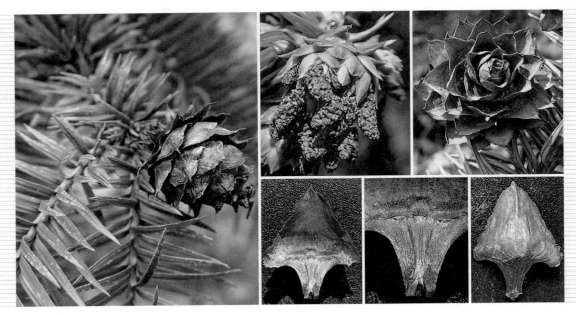

四、杉科 Taxodiaceae

杉木 Cunninghamia lanceolata (Lamb.) Hook.

乔木。叶螺旋状着生,坚硬,长2～6cm,基部下延,边缘具细锯齿。雄球花簇生枝顶,雌球花单生。球果苞鳞革质,扁平,三角状卵形,先端具刺状尖头,边缘具不规则锯齿;种鳞小,中下部与苞鳞合生,先端3裂,腹面着生3粒种子。全国大部分省区均有栽培。

新鲜或干燥树皮入药,祛风止痛,散瘀止血。

Fresh or dry bark for medicine.

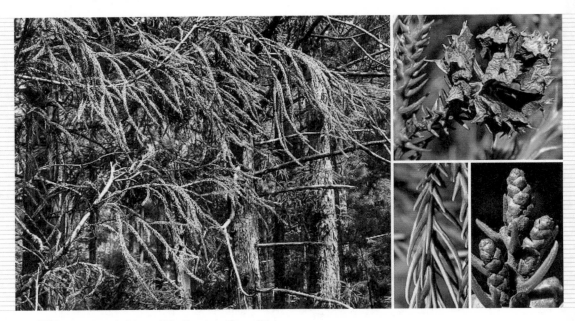

柳杉 Cryptomeria fortunei Hooibrenk ex Otto et Dietr.

乔木。小枝细长下垂。叶螺旋状排列略成5行,钻形,先端内曲,基部下延。雄球花单生叶腋,集生小枝上部;雌球花顶生短枝上。球果种鳞约20,盾形,木质,上部具短三角形裂齿4～5,齿长2～4mm,鳞背具一三角状苞鳞尖头。我国特有物种,分布于浙江、福建及江西等省区。

新鲜或干燥根皮入药,解毒杀虫。

Fresh or dry root bark for medicine.

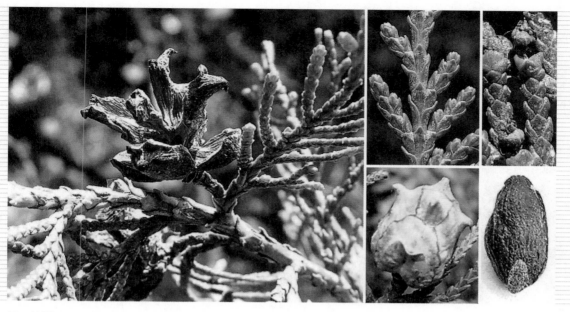

五、柏科 Cupressaceae (The Cypress Family)

*侧柏 **Platycladus orientalis** (L.) Franco

乔木。小枝扁平，排成一平面。叶鳞形，长1～3 mm，交互对生。雄球花黄色，卵圆形；雌球花蓝绿色，被白粉。球果成熟前近肉质，成熟后木质，开裂，红褐色；种鳞4对，近扁平，鳞背顶端下方具一弯曲尖头。种子常无翅。全国大部分省区均有分布。

干燥枝梢及叶称"侧柏叶"，凉血止血，化痰止咳，生发乌发。干燥成熟种仁称"柏子仁"，养心安神，润肠通便，止汗。

Dry branchlets with leaves for hemoptysis, hematochezia and alopecia; ripe seed kernel for insomnia and constipation.

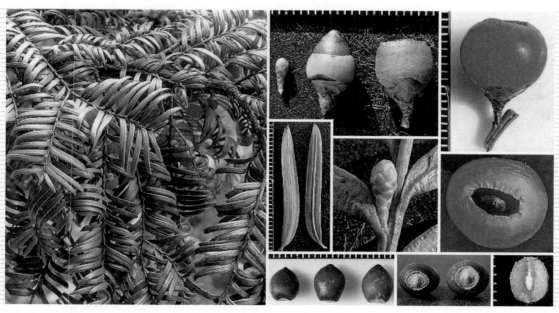

六、红豆杉科 Taxaceae (The Yew Family)

南方红豆杉 **Taxus chinensis** (Pilger) Rehd. var. **mairei** (Lemée et Lévl.) Cheng et L. K. Fu

乔木。叶螺旋状着生，质地较厚，2列排列，多呈弯镰形，下面具2条气孔带。雄球花具雄蕊8～14。雌球花腋生，胚珠基部具圆盘状珠托。种子生于杯状红色肉质假种皮中，常呈倒卵圆形，先端具短钝尖头，种脐近圆形或椭圆形；胚乳丰富。分布于安徽、浙江、台湾、广东、江西、湖南、甘肃及云南等省区。

干燥种子入药，祛虫。

Dry seeds for medicine.

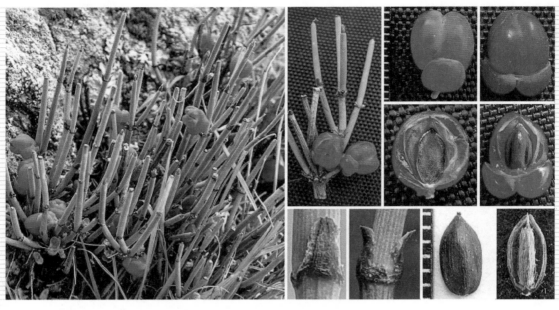

七、麻黄科 Ephedraceae (The Mormon-tea Family)

丽江麻黄 Ephedra likiangensis Florin

灌木。茎直立,粗壮;绿色小枝常呈轮生状。叶退化,膜质,2裂,下部1/2合生,裂片常钝三角形。雄球花密生于节上;雌球花常单个对生于节上,苞片常3对,雌花1~2,珠被管短直。成熟雌球花苞片肉质红色,最上1对大部分合生,包围种子;种子1~2。分布于云南、贵州、四川及西藏。

干燥全草入药,清热,解表止咳;外用止血。

Dry whole plants for medicine.

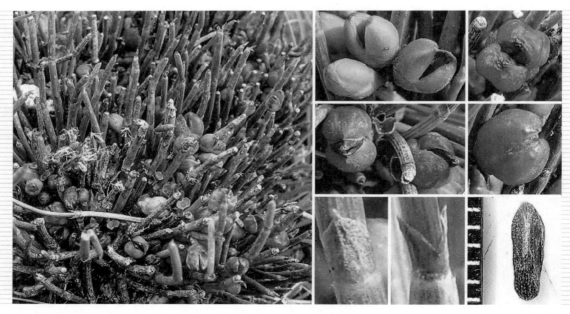

藏麻黄 Ephedra saxatilis (Stapf) Royle ex Florin

小灌木。茎直立,粗壮;绿色小枝密集于节上呈假轮生状。叶退化,膜质,2裂,下部约1/2以上合生,裂片三角状卵形。雄球花对生于节上;雌球花苞片2~3对,基部1/5~1/2合生,雌花2,珠被管直立。成熟雌球花浆果状,苞片肉质红色;种子常露出苞片之外。分布于西藏。

干燥全草入药,清热,解表止咳;外用止血。

Dry whole plants for medicine.

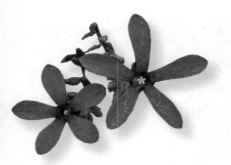

第三章 被子植物门
Angiospermae

- 最高级的维管植物，心皮闭合，胚珠内藏，具有真正的花，以种子进行繁殖。
- 分两个纲。双子叶植物纲(Dicotyledoneae)，主要特征：子叶2；多为直根系；叶片常具网状脉；花基数5或4。单子叶植物纲(Monocotyledoneae)，主要特征：子叶1；须根系；叶片常具平行脉；花基数多为3。
- A large group of vascular plants that have true flowers and their ovules are completely enclosed within a hollow chamber formed by the folded carpel. Also, they reproduce and disperse via seeds.
- A primary division into Dicotyledons and Monocotyledons.
- Cotyledons 2; a taproot often present; leaves typically net-veined; flowers usually pentamerous or tetramerous (Dicotyledons).
- Cotyledon 1; roots usually all secondary; leaves typically parallel-nerved; flowers usually trimerous (Monocotyledons).

第一节 双子叶植物纲Dicotyledoneae

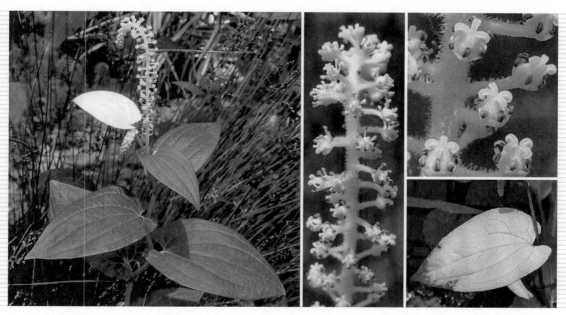

一、三白草科Saururaceae (The Lizard-tail Family)

*三白草 **Saururus chinensis** (Lour.) Baill.

湿生草本。茎下部伏地。叶宽卵形至卵状披针形，上部的叶较小，茎顶端的2～3片于花期常为白色，花瓣状。总状花序，总花梗无毛，花序轴密被柔毛；无花被；雄蕊6；心皮4，近分离，子房具疣状突起，上位。全国大部分地区均有分布。

干燥地上部分称"三白草"，利尿消肿，清热解毒。

Dry aerial parts for edema and eczema.

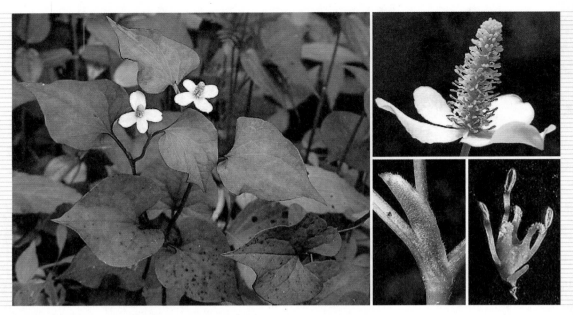

*蕺菜（鱼腥草）Houttuynia cordata Thunb.

草本，具特殊气味。茎下部伏地。叶卵形或宽卵形，基部心形，背面常呈紫红色，托叶下部与叶柄合生。穗状花序基部有总苞片4枚，花瓣状；无花被；雄蕊3；雌蕊由3枚部分合生的心皮组成，子房上位，1室，侧膜胎座。蒴果。全国大部分地区均有分布。

新鲜全草或干燥地上部分称"鱼腥草"，清热解毒，消痈排脓，利尿通淋。

Fresh whole plants or dry aerial parts for acute dysentery, acute urinary tract infection, carbuncles and sores.

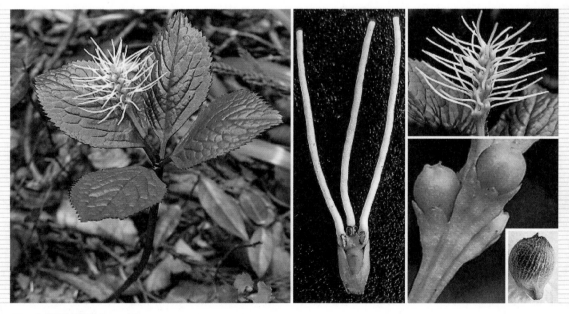

二、金粟兰科 Chloranthaceae

丝穗金粟兰 Chloranthus fortunei (A. Gray) Solms-Laub.

多年生草本。叶对生，常4枚生于茎上部。穗状花序；无花被；雄蕊3，药隔基部合生，着生于子房上部外侧，中央1枚花药2室，两侧花药各1室，药隔伸长成丝状，长1～1.9 cm；子房下位，1室，胚珠1，无花柱。核果有纵条纹。分布于浙江、江苏、山东、台湾、湖北、广东及四川等省区。

干燥全草或根及根茎入药，散寒止咳，活血止痛，散瘀解毒。

Dry whole plants or roots and rhizomes for medicine.

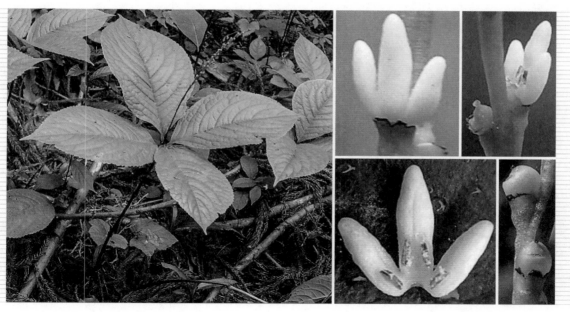

宽叶金粟兰 Chloranthus henryi Hemsl.

多年生草本。叶对生,常4枚生于茎上部,宽椭圆形,背面脉上被毛。穗状花序;无花被;雄蕊3,药隔基部仅内侧稍相连,中央药隔长3 mm,花药2室,两侧花药各1室;子房下位,1室,胚珠1,无花柱,柱头近头状。核果球形。分布于甘肃、陕西、浙江、安徽、江西、湖南、广东及贵州等省区。

干燥全草或根及根茎入药,散寒止咳,活血止痛,散瘀解毒。

Dry whole plants or roots and rhizomes for medicine.

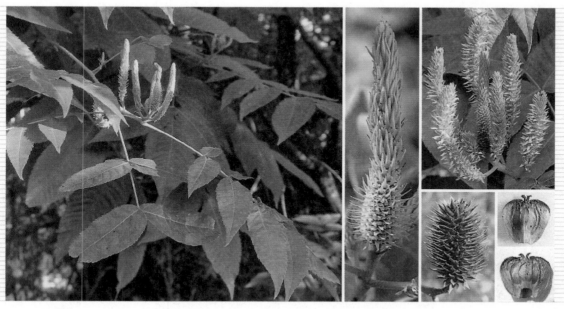

三、胡桃科 Juglandaceae (The Walnut Family)

化香树 Platycarya strobilacea Sieb. et Zucc.

小乔木。羽状复叶,小叶基部歪斜,边缘有锯齿。两性花序和雄花序在小枝顶端排成伞房状,直立,排列方式:两性花序常1条,雌花序位于下部,雄花序位于上部;另有雄花序3～8条位于两性花序周围。果序球果状,果实小坚果状。全国大部分省区均有分布。

干燥叶入药,解毒,止痒,杀虫。

Dry leaves for medicine.

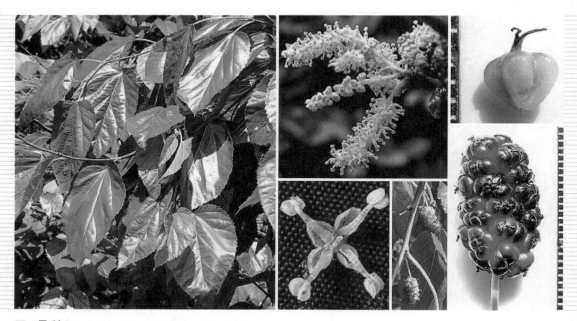

枫杨 Pterocarya stenoptera C. DC.

乔木。枝条髓部成薄片状分隔。叶互生,偶数羽状复叶,叶轴具翅,小叶基部歪斜,边缘具细锯齿。葇荑花序单性;雄花:雄蕊5～12;雌花:苞片长不到2 mm,小苞片2;花被片4;子房下位。果序下垂;坚果,果翅2,宽条形。全国大部分省区均有分布。

干燥根或根皮入药,杀虫止痒,利尿消肿。

Dry roots or root bark for medicine.

四、桑科 Moraceae (The Mulberry Family)

*桑 Morus alba L.

乔木或灌木,具白色乳汁。叶卵形,边缘锯齿粗钝,有时分裂,背面脉腋具簇毛。花单性;雌雄花序均为穗状;雄花:花被片4,花丝在花芽时内折;雌花:花被片4;无花柱,柱头2裂,内面具乳头状突起。聚花果长1～2.5 cm,成熟时红色或暗紫色。原产我国中部和北部,现各地多有栽培。

干燥叶称"桑叶",疏散风热,清肺润燥,清肝明目。干燥根皮(桑白皮),嫩枝(桑枝),果穗(桑椹)均入药。

Dry leaves for cough, headache and inflammation of the eye. Also, dry root bark, young shoots or syncarps for medicine.

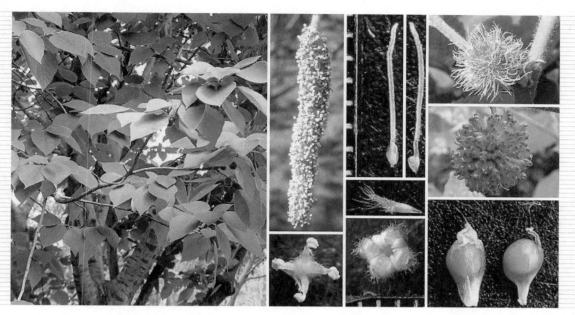

*构树 Broussonetia papyrifera (L.) L'Hérit. ex Vent.

乔木，具乳汁。叶不分裂或3～5裂。花雌雄异株；雄花序为柔荑花序；雄花：花被4裂；雄蕊4，花芽时内折；雌花序球形头状，苞片棍棒状，顶端被毛；雌花：花被管状，顶端与花柱紧贴；柱头线形，被毛。聚花果肉质，小核果具柄。全国大部分省区均有分布。

干燥成熟果实称"楮实子"，补肾清肝，明目，利尿。

Ripe and dry syncarps for dizziness, blurred vision and edema.

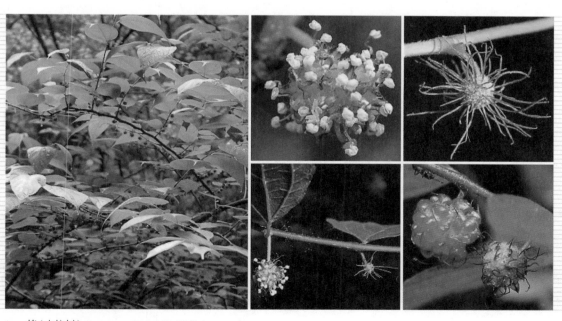

楮（小构树）Broussonetia kazinoki Sieb.

灌木，具乳汁。叶卵形至斜卵形，边缘具三角形锯齿，不裂或3裂。花雌雄同株；雄花序球形头状；雄花：花被4～3裂，雄蕊4～3；雌花序球形；雌花：花被管状，顶端齿裂，或近全缘；花柱单生，仅在近中部有小突起。聚花果球形。分布于台湾省及华中、华南、西南各省区。

干燥根或根皮入药，散瘀止痛。叶及树皮亦入药。

Dry roots or root bark for medicine. Also, leaves and bark for medicine.

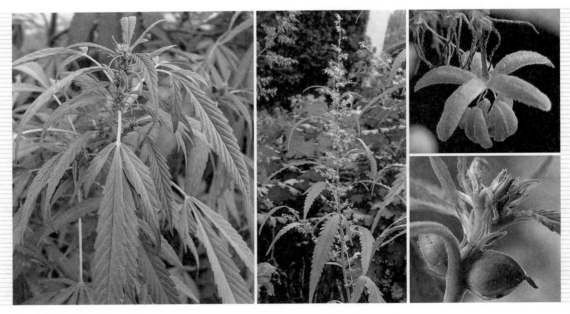

葎草 Humulus scandens (Lour.) Merr.

　　缠绕草本，茎、叶柄均具倒钩刺。叶片肾状五角形，掌状5～7裂，裂片卵状三角形，边缘具锯齿。花单性，雌雄异株；雄花序为圆锥花序；雄花花被5裂，雄蕊5；雌花序球果状，苞片具绒毛；子房为苞片包围，柱头2。瘦果成熟时露出苞片外。除新疆、青海外，全国其他各省区均有分布。

　　干燥地上部分称"葎草"，清热解毒，利尿，退虚热。

Dry aerial parts for medicine.

*大麻 Cannabis sativa L.

　　一年生直立草本。叶掌状全裂，裂片线状披针形，边缘具粗锯齿，托叶线形。花单性异株；雄花序为圆锥花序；雄花：花被片5，雄蕊5；雌花丛生叶腋；每花具叶状苞片1，宿存；花被退化，膜质，贴于子房，宿存；花柱2。瘦果。原产不丹、印度等国，我国各地有栽培。

　　干燥成熟种子称"火麻仁"，润肠通便。

Dry seeds for constipation.

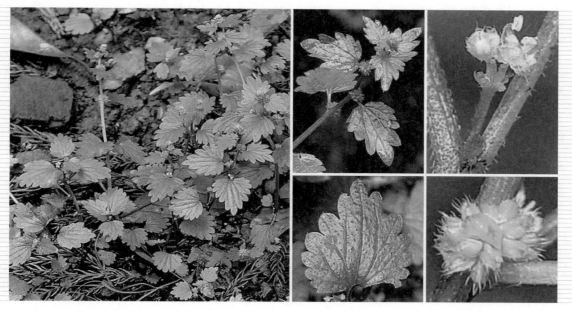

五、荨麻科 Urticaceae (Stinging Nettle Family)

毛花点草 Nanocnide lobata Wedd.

草本。茎铺散丛生,被向下弯曲的微硬毛。叶互生,宽卵形,边缘具不等大的粗圆齿,上面疏生小刺毛,两面散生短杆状钟乳体。雄花序常生于枝的上部叶腋,雌花序呈团聚伞花序。雄花:花被(4～)5深裂,雄蕊(4～)5;雌花:花被不等4深裂;子房直立。瘦果。分布于华南、华东及西南等地区。

新鲜或干燥全草入药,清热解毒,活血祛瘀。

Fresh or dry whole plants for medicine.

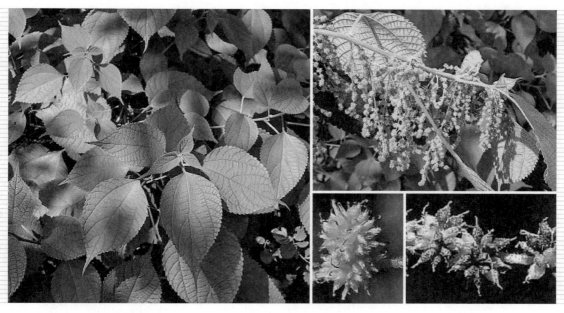

苎麻 Boehmeria nivea (L.) Gaudich.

亚灌木或灌木。叶互生;宽卵形或卵形,基出脉3条,边缘在基部之上有牙齿,下面密被白色毡毛;托叶分生。团伞花序排成圆锥花序,腋生;雄花:花被4裂,雄蕊4;雌花:花被管状,顶端缢缩,具小齿2～3;柱头丝状。瘦果基部骤缩成细柄,包于宿存花被中。分布于西南、华东、华南等地区,各地常有栽培。

干燥根及根茎称"苎麻根",凉血止血,安胎通淋。

Dry roots and rhizomes for medicine.

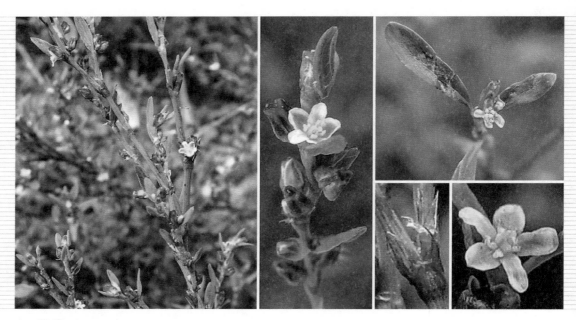

六、蓼科 Polygonaceae (The Buckwheat Family)

* 萹蓄 Polygonum aviculare L.

一年生草本。茎平卧、上升或直立。叶片狭椭圆形或披针形；叶柄基部具关节；托叶鞘膜质，下部褐色，上部白色，撕裂状，脉明显。花梗顶部具关节；花被5深裂，裂片绿色，边缘白色或淡红色；雄蕊8，花丝基部扩大；花柱3。瘦果密被细条纹。全国大部分地区均有分布。

干燥地上部分称"萹蓄"，利尿通淋，杀虫，止痒。

Dry aerial parts for urinary tract infection, eczema and vulval itching with morbid leukorrhea.

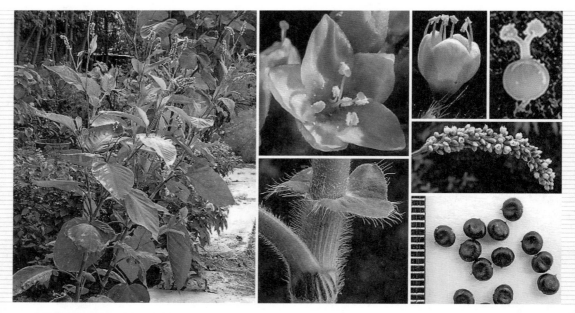

* 红蓼 Polygonum orientale L.

一年生草本。茎直立，被柔毛。叶片宽卵形，两面被柔毛；托叶鞘筒状，膜质，被长柔毛，顶端常具草质、绿色的翅。花序穗状；花被5深裂，淡红色；雄蕊7；花柱2，中下部合生。瘦果近圆形，扁平，包于宿存花被中。全国大部分地区均有分布。

干燥成熟果实称"水红花子"，散血消癥，消积止痛，利水消肿。

Ripe and dry achenes for dyspepsia and edema.

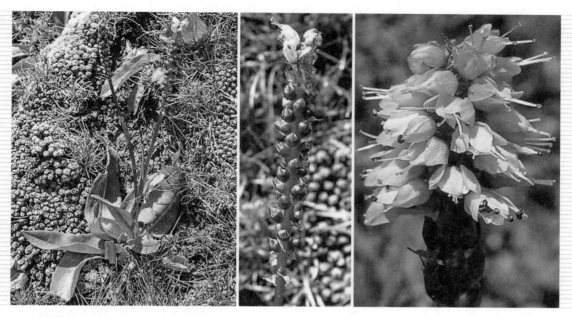

珠芽蓼 Polygonum viviparum L.

多年生草本。茎直立，不分枝。基生叶长圆形或卵状披针形；茎生叶较小，披针形。总状花序呈穗状，顶生，下部生珠芽；花被5深裂，淡红色或白色；雄蕊8，花丝不等长；花柱3，下部合生，柱头头状。瘦果具3棱，包于宿存花被中。全国大部分地区均有分布。

干燥根状茎入药，清热解毒，消肿，止血。

Dry rhizomes for medicine.

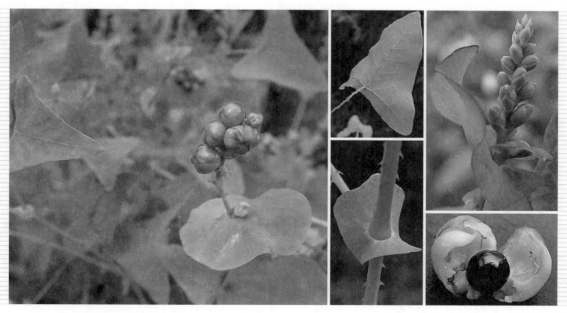

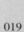

*杠板归 Polygonum perfoliatum L.

一年生草本。茎攀援，具倒生皮刺。叶片三角形；叶柄盾状着生于叶片近基部；托叶鞘叶状，绿色，近圆形，穿叶。花序短穗状；花被5深裂，果时增大，肉质，深蓝色；雄蕊8；花柱3，中下部合生。瘦果球形，包于宿存花被中。全国大部分地区均有分布。

干燥地上部分称"杠板归"，清热解毒，利水消肿，止咳。

Dry aerial parts for sore throat, cough and edema.

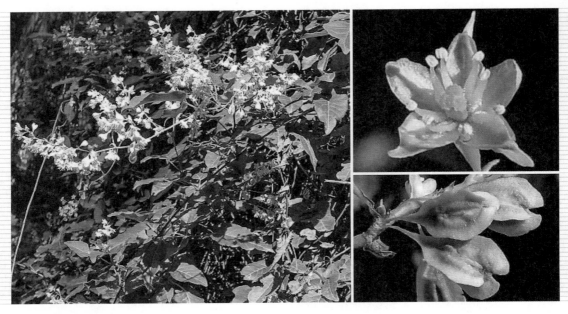

木藤蓼 Polygonum aubertii L. Henry

半灌木。茎缠绕。叶簇生,稀互生,叶片长卵形或卵形,基部近心形。花序圆锥状,花序梗具小突起;花被5深裂,外面3枚裂片较大,背部具翅,果时增大,基部下延;雄蕊8;花柱3,极短,柱头头状。瘦果卵形,具3棱,包于宿存花被中。分布于西北、华北、西南及华中地区。

块根入药,健脾和中,清热解毒,调经止血。

Root tubers for medicine.

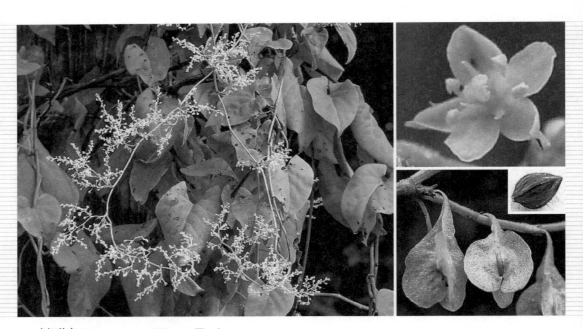

*何首乌 Polygonum multiflorum Thunb.

多年生草本,具块根。茎缠绕。叶片卵形,基部心形。花序圆锥状,分枝具细纵棱,沿棱密被小突起;花梗下部具关节;花被5深裂,外面3裂片背部具翅,果时增大;雄蕊8;花柱3,柱头头状。瘦果具3棱,包于宿存花被中。分布于浙江、云南、四川、贵州、陕西及甘肃等地。

干燥块根称"何首乌",解毒,消痈,截疟,润肠通便。炮制加工品(制何首乌),干燥藤茎(首乌藤)均入药。

Dry root tubers for carbuncles, urticaria and constipation. Also, the processed root tubers and dry stems for medicine.

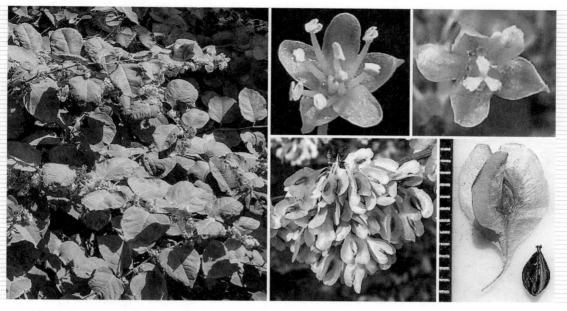

*虎杖　Polygonum cuspidatum Sieb. et Zucc.

多年生草本。茎粗壮,空心,散生紫红色斑点。叶卵状椭圆形,边缘疏生小突起。花雌雄异株,花序圆锥状,腋生;花被5深裂;雄花:雄蕊8,比花被长;雌花:花被裂片外面3枚背部具翅,果时增大;花柱3,柱头流苏状。瘦果包于宿存花被中。全国大部分地区均有分布。

干燥根茎及根称"虎杖",利湿退黄,清热解毒,散瘀止痛,止咳化痰。

Dry roots and rhizomes for jaundice, cough and traumatic injuries.

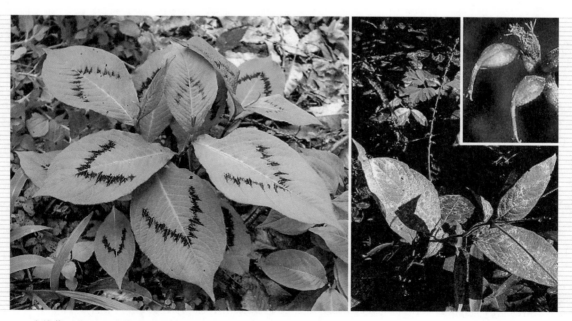

金线草　Antenoron filiforme (Thunb.) Rob. et Vaut.

多年生草本。茎具糙伏毛。叶椭圆形或长椭圆形,表面常具人字形斑纹,两面均具糙伏毛。总状花序呈穗状,花序轴延伸,花排列稀疏;花被4深裂,红色;雄蕊5;花柱2,果时伸长,硬化,顶端呈钩状,宿存。瘦果,包于宿存花被中。分布于陕西、甘肃、浙江、安徽等省区。

干燥全草入药,凉血止血,祛瘀止痛。

Dry whole plants for medicine.

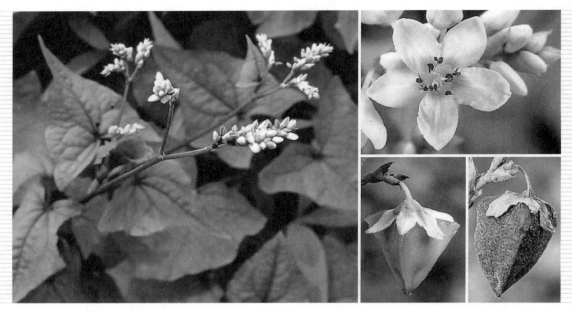

* 金荞麦 **Fagopyrum dibotrys** (D. Don) Hara

多年生草本，根状茎黑褐色。茎直立。叶片三角形；托叶鞘膜质，偏斜，顶端截形。花序伞房状；花梗中部具关节；花被5深裂，白色；雄蕊8；花柱3。瘦果超出宿存花被2～3倍。全国大部分地区均有分布。

干燥根茎称"金荞麦"，清热解毒，排脓祛瘀。

Dry rhizomes for lung abscesses, cough and tonsillitis.

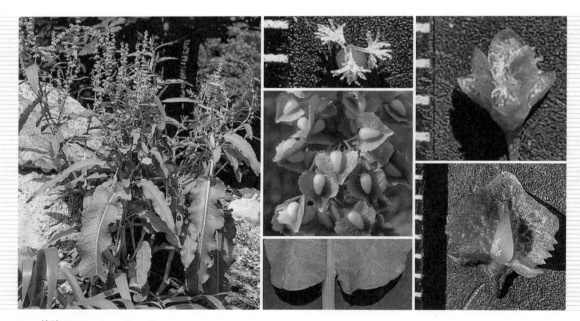

羊蹄 **Rumex japonicus** Houtt.

多年生草本。基生叶披针状长圆形，基部圆形或心形；茎上部叶狭长圆形。花序圆锥状，多花轮生；外轮花被片3，内轮花被片3，果时增大，宽心形，网脉明显，背部具小瘤，边缘具不整齐的小齿；雄蕊6；花柱3，柱头画笔状。瘦果包于增大的内轮花被片中。全国大部分省区均有分布。

干燥根称"羊蹄根"，凉血止血，杀虫治癣。

Dry roots for medicine.

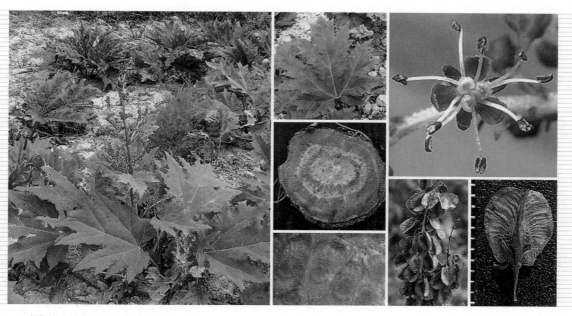

*掌叶大黄 Rheum palmatum L.

　　高大草本，根及根状茎断面鲜黄色。茎直立。叶片长宽近相等，常掌状半5裂，每一裂片又近羽状分裂。大型圆锥花序；花紫红色；花被片6，外轮3片较窄小，内轮3片较大；雄蕊9；花柱3，略反曲，柱头头状。果实具3宽翅。分布于甘肃、四川、青海、云南及西藏等地。

　　干燥根及根茎称"大黄"，泻下攻积，清热泻火，凉血解毒，逐瘀通经，利湿退黄。

Dry roots and rhizomes for fever, constipation, dysentery, inflammation of the eye and traumatic injuries.

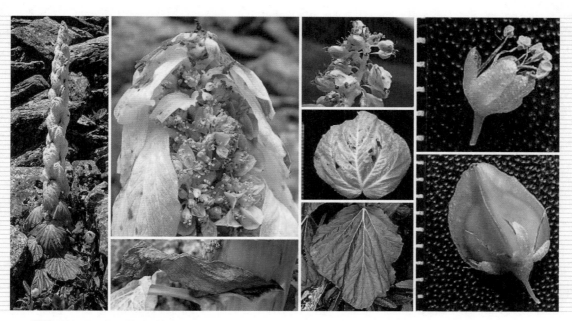

塔黄 Rheum nobile Hook. f. et Thoms.

　　草本，高1～2m。茎单生。具多数茎生叶及大型叶状苞片；托叶鞘宽大；上部叶及叶状苞片向上渐小，近圆形，苞片淡黄色。花序分枝腋生，总状；花被片6，基部连合；雄蕊8～9；花柱3，柱头头状。瘦果宽卵形，三棱状，棱缘具翅。分布于西藏及云南。

　　干燥根及根状茎入药，泻实热，破积滞，行瘀血。

Dry roots and rhizomes for medicine.

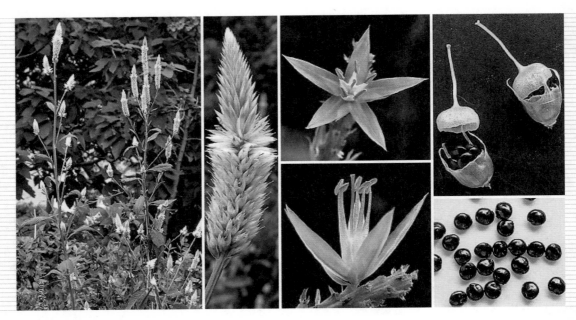

七、苋科 Amaranthaceae (The Amaranth Family)

*青葙 Celosia argentea L.

一年生草本。叶互生，叶片矩圆状披针形。穗状花序圆柱状；苞片及小苞片白色；花被片5，粉红色，后转白色，宿存；雄蕊5，花丝下部连合成杯状；子房上位，1室，特立中央胎座，胚珠多数。胞果，盖裂。种子凸透镜状肾形。全国大部分省区有分布。

干燥成熟种子称"青葙子"，清肝泻火，明目退翳。

Dry seeds for inflammation of the eye, dizziness and blurred vision.

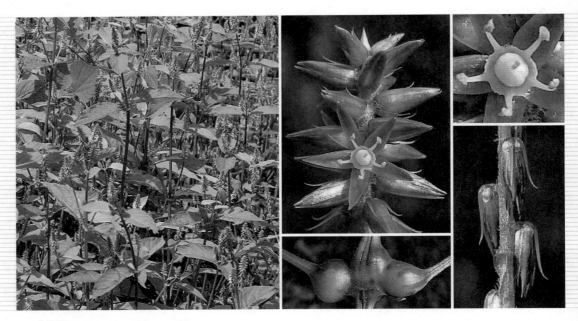

*牛膝 Achyranthes bidentata Blume

多年生草本。茎四棱形。叶对生，椭圆形或椭圆状披针形。穗状花序，花在果期向下折；小苞片刺状，基部具膜质翅；花被片5；雄蕊花药2室，花丝基部与5枚短退化雄蕊连合，浅杯状，退化雄蕊顶端稍具缺刻状锯齿；子房1室，胚珠1。胞果。除东北外全国广泛分布。

干燥根称"牛膝"，逐瘀通经，补肝肾，强筋骨，利尿通淋，引血下行。

Dry roots for aching of the lumbar and knee joints, edema, mouth ulcers, amenorrhea and dizziness.

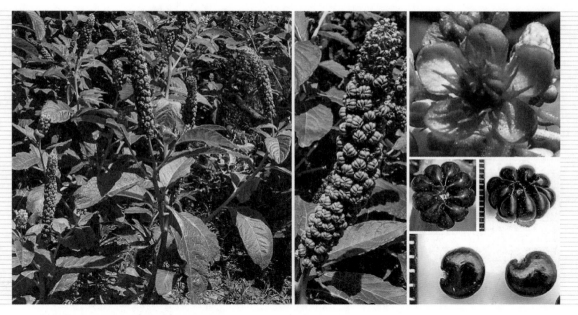

八、商陆科 Phytolaccaceae (The Pokeberry Family)

*商陆 Phytolacca acinosa Roxb.

多年生草本。叶片两面散生细小白色斑点(针晶体)。总状花序圆柱状,直立,密生多花;花被片5,宿存;雄蕊8～10或较多;心皮常8,有时5～10,分离,每心皮胚珠1。果序直立;浆果,熟时黑色。种子肾形,黑色,表面光滑。全国大部分省区均有分布。

干燥根称"商陆",逐水消肿,通利二便;外用解毒散结。

Dry roots for anasarca, oliguria and constipation; external use for carbuncles and sores.

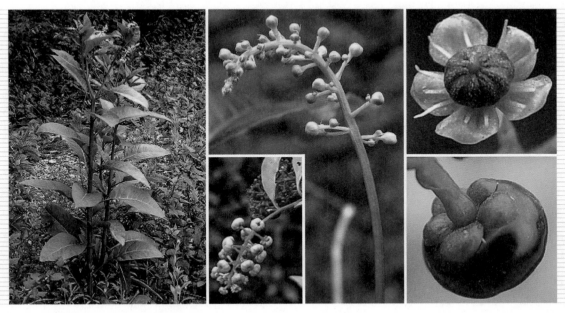

*垂序商陆 Phytolacca americana L.

多年生草本。叶片椭圆状卵形。总状花序花较稀疏,花序较纤细。花被片5;雄蕊常10;心皮及花柱常均为10,心皮合生,每室胚珠1。果序下垂;浆果扁球形,紫黑色。原产北美,全国大部分省区均有栽培。

干燥根称"商陆",逐水消肿,通利二便;外用解毒散结。

Dry roots for anasarca, oliguria and constipation; external use for carbuncles and sores.

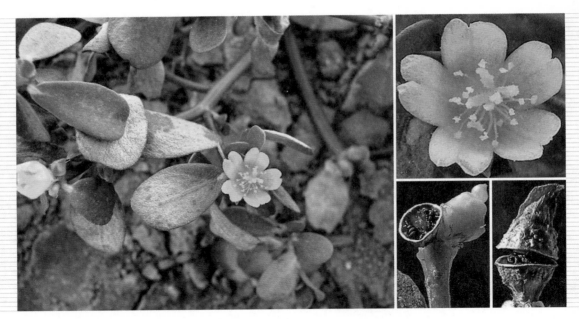

九、马齿苋科 Portulacaceae (The Purslane Family)

* 马齿苋 Portulaca oleracea L.

一年生肉质草本，全株无毛。茎平卧，多分枝。叶互生，有时近对生，叶片扁平，倒卵形。花常数朵簇生；萼片2，对生，基部合生；花瓣5，黄色，倒卵形，基部合生；雄蕊8至多数；子房半下位，无毛，1室，柱头4～6裂。蒴果盖裂。全国各地均有分布。

干燥地上部分称"马齿苋"，清热解毒，凉血止血，止痢。

Dry aerial parts for dysentery, erysipelas, snake or insect bite and abnormal uterine bleeding.

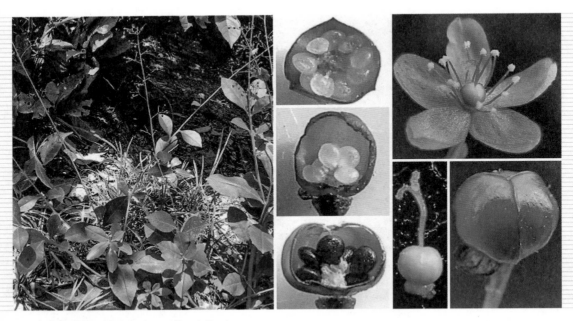

土人参 Talinum paniculatum (Jacq.) Gaertn.

草本，全株无毛。主根粗壮，圆锥形。茎直立，肉质。叶互生或近对生，叶片倒卵形或倒卵状椭圆形。圆锥花序；萼片2，早落；花瓣5；雄蕊15～20；子房上位，1室，特立中央胎座，胚珠多数，柱头3裂。蒴果。外来物种，全国部分地区有栽培，亦有逸为野生者。

干燥根入药，补中益气，润肺生津。

Dry roots for medicine.

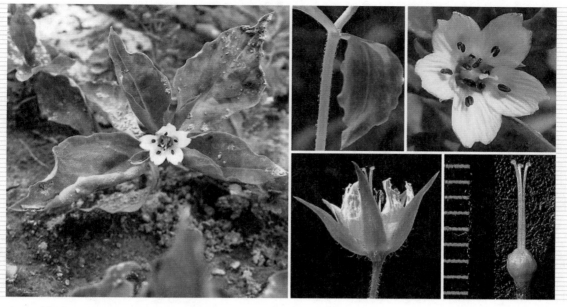

十、石竹科 Caryophyllaceae (The Pink or Carnation Family)

*孩儿参 Pseudostellaria heterophylla (Miq.) Pax

多年生草本，块根长纺锤形。茎被2列短毛。茎下部叶叶片倒披针形，基部渐狭呈长柄状；上部叶片菱状卵形。花二型。开花受精花腋生或呈聚伞花序；萼片5；花瓣5，顶端2浅裂；雄蕊10；花柱3，柱头头状。闭花受精花具短梗。蒴果。分布于华东、华北及辽宁、陕西、湖南、四川等省区。

干燥块根称"太子参"，益气健脾，生津润肺。

Dry root tubers for anorexia and cough.

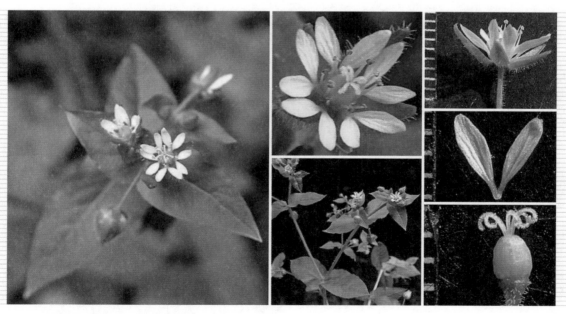

鹅肠菜（牛繁缕）Myosoton aquaticum (L.) Moench

多年生草本。茎下部匍匐，上部直立。叶对生，叶片卵形，无托叶。顶生二歧聚伞花序；萼片5，外面被腺柔毛；花瓣5，较萼片短，深2裂至基部；雄蕊10；子房1室，特立中央胎座，花柱5。蒴果5瓣裂至中部，裂瓣顶端2齿裂。全国大部分省区均有分布。

干燥全草入药，清热解毒，散瘀消肿。

Dry whole plants for medicine.

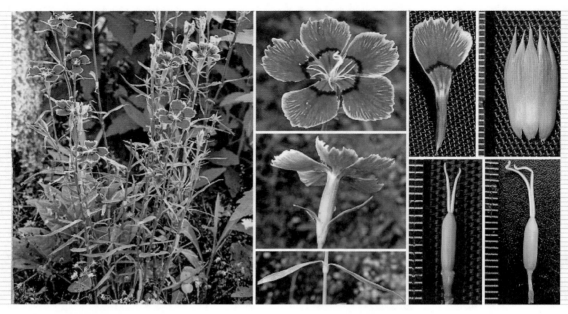

*石竹 *Dianthus chinensis* L.

多年生草本。叶对生，基部微合生，叶片线状披针形，宽2～4 mm，无托叶。花梗长1～3 cm；苞片4，长达花萼1/2以上；花萼5裂；花瓣疏生髯毛，顶端不整齐齿裂；雄蕊10；子房长圆形，具子房柄，1室，胚珠多数。蒴果顶端4裂。全国大部分省区均有分布。

干燥地上部分称"瞿麦"，利尿通淋，活血通经。

Dry aerial parts for urinary tract infection, urolithiasis and amenorrhea.

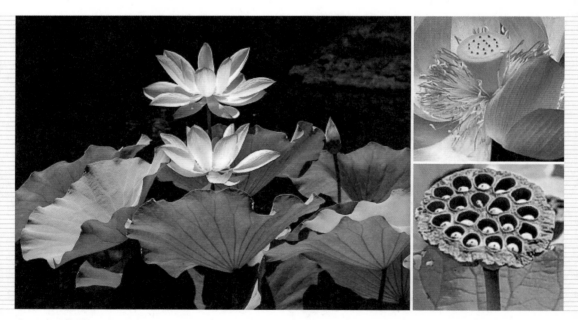

十一、睡莲科 Nymphaeaceae (The Waterlily Family)

*莲 *Nelumbo nucifera* Gaertn.

多年生水生草本；根状茎横生，节间膨大。叶片圆形，盾状；叶柄粗壮，外面散生小刺。花大，美丽；花瓣多数；雄蕊多数；子房上位，心皮离生；花托海绵质，果期膨大。坚果。全国大部分地区均产。

干燥成熟种子称"莲子"，补脾止泻，止带，益肾涩精，养心安神。成熟种子中的幼叶及胚根（莲子心），花托（莲房），雄蕊（莲须），根茎节部（藕节）均入药。

Dry seeds for seminal emission, leukorrhagia and insomnia. Also, embryos without cotyledons, receptacles, stamens and nodes of rhizomes for medicine.

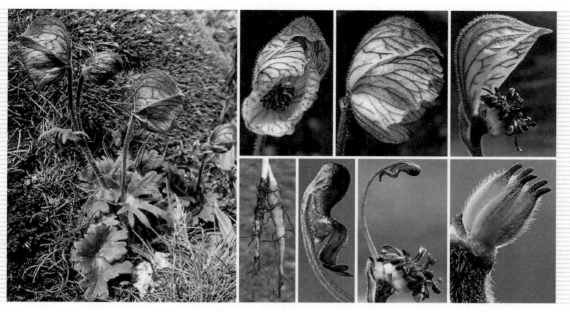

十二、毛茛科 Ranunculaceae (The Buttercup Family)

船盔乌头 Aconitum naviculare (Brühl) Stapf

草本。块根2,小。基生叶片肾形,3裂近中部;茎生叶1~3枚。总状花序,轴和花梗被反曲短柔毛;小苞片线形;上萼片船形;花瓣爪细长,瓣片小,唇长约1.5 mm,微凹,距近头状,稍向前弯;心皮5,子房疏被短柔毛。蓇葖果。分布于我国西藏。

干燥全草入药,清热,解毒,利湿。

Dry whole plants for medicine.

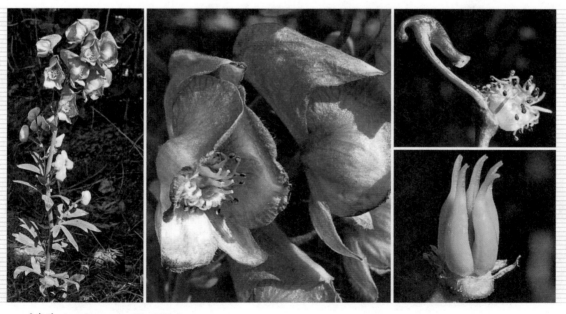

* 乌头 Aconitum carmichaeli Debx.

多年生草本,具块根。茎直立。叶掌状3深裂。总状花序,花序轴与花梗具反曲的毛;上萼片高盔形;花瓣2,具爪,距拳卷;雄蕊多数,花丝中下部具翅;心皮3~5,子房具毛,稀无毛。蓇葖果。分布于云南、四川、湖北、湖南、浙江、河南、陕西及辽宁等省区。

干燥母根称"川乌",祛风除湿,温经止痛。子根加工品称"附子",回阳救逆,补火助阳,散寒止痛。

Dry main root tubers for rheumatic or rheumatoid arthritis, and used as an analgesic. Also, processed lateral root tubers for medicine.

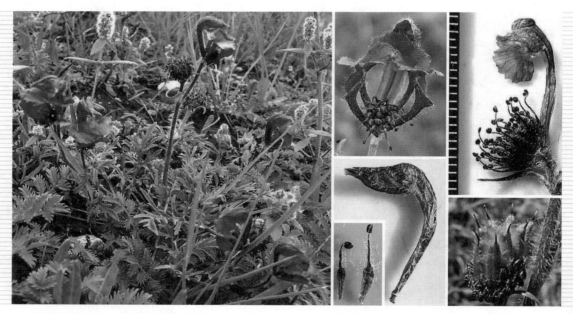

江孜乌头 Aconitum ludlowii Exell

多年生草本。块根近圆柱形，长6～8 cm。茎自中部以上密生叶。茎下部叶在开花时多枯萎；叶片3全裂，全裂片细裂，末回裂片线形。总状花序，轴和花梗密被反曲而紧贴的短柔毛；上萼片镰刀形；花瓣2，距长约1 mm，向后弯；心皮5，无毛或被柔毛。蓇葖果。分布于西藏。

干燥块根入药，祛风除湿。

Dry root tubers for medicine.

露蕊乌头 Aconitum gymnandrum Maxim.

一年生草本，具直根。茎直立。叶掌状3全裂，全裂片二至三回深裂。总状花序；萼片具明显的爪，上萼片船形；花瓣具爪，距短，头状，唇大，扇形，边缘具小齿；雄蕊多数，外露，花丝下部具翅；心皮6～13，子房被柔毛。蓇葖果。分布于四川、甘肃、青海及西藏。

干燥全草入药，祛风湿，温中祛寒，止痛，杀虫。

Dry whole plants for medicine.

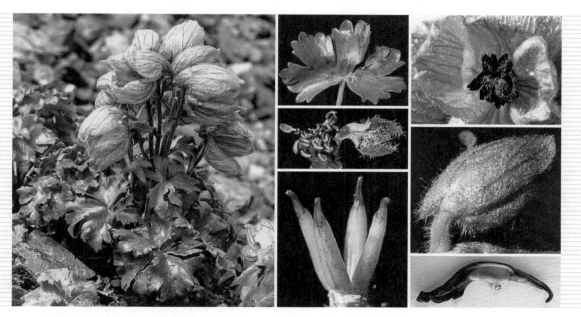

囊距翠雀花 Delphinium brunonianum Royle

叶片掌状深裂,一回裂片有缺刻状小裂片和粗牙齿。花序有2～4朵花;花梗密被短柔毛和黄色短腺毛;萼片宿存,上萼片船状圆卵形,距短,囊状或圆锥状;花瓣2,顶端2浅裂;退化雄蕊黑褐色,具黄色髯毛;心皮4～5。蓇葖果。分布于西藏。

干燥全草入药,凉血解毒,疏风清热,祛风止痒。

Dry whole plants for medicine.

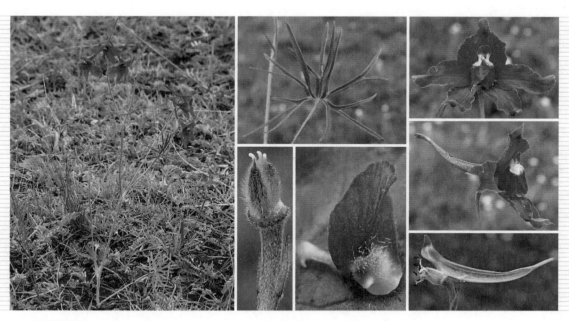

展毛翠雀花 Delphinium kamaonense Huth var. glabrescens (W. T. Wang) W. T. Wang

基生叶和近基部叶3全裂,中全裂片3深裂,侧全裂片不等2深裂,深裂片又二回细裂。花序复总状;花梗具稀疏、开展的短毛;萼距比萼片长,长1.8～2.5 cm,末端稍向下弯;花瓣2,条形;退化雄蕊具黄色髯毛;心皮3。蓇葖果。分布于西藏、四川、青海及甘肃。

干燥全草入药,消炎,止泻,敛疮。

Dry whole plants for medicine.

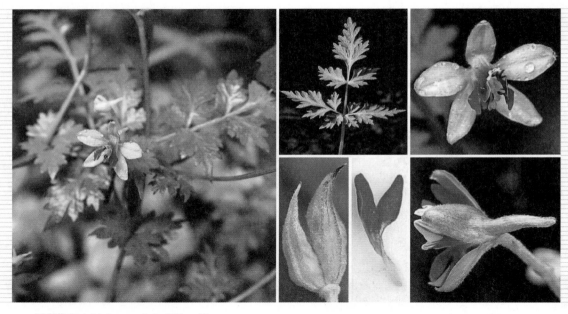

还亮草 Delphinium anthriscifolium Hance

　　一年生草本。二至三回近羽状复叶。总状花序有2～15花。花长1～1.8 cm，两侧对称；萼片5，紫色，花瓣状，上萼片有距，钻形；花瓣2，有距，距伸入萼距中；退化雄蕊2，紫色，瓣片深2裂；雄蕊多数；心皮3。聚合蓇葖果。分布于浙江、安徽、广东、贵州、江西、河南等省区。

　　干燥全草入药，祛风除湿，通络止痛，消食，解毒。

Dry whole plants for medicine.

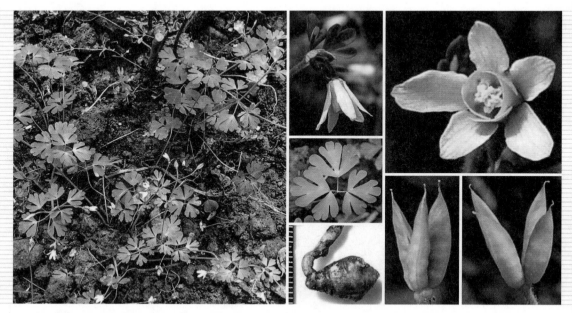

＊天葵 Semiaquilegia adoxoides (DC.) Makino

　　多年生小草本，具块根。茎被稀疏柔毛。基生叶多数，掌状三出复叶，茎生叶与基生叶相似，较小。聚伞花序；萼片5，白色，花瓣状；花瓣5，较萼片短，浅黄色，基部囊状；雄蕊8～14，具退化雄蕊；心皮3～4，离生，无毛。蓇葖果。分布于浙江、江苏、安徽、四川、贵州、湖北、广西及陕西等省区。

　　干燥块根称"天葵子"，清热解毒，消肿散结。

Dry root tubers for carbuncles, mastitis, scrofula and snake bite.

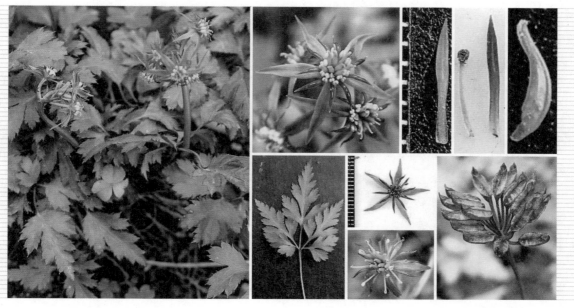

*黄连 Coptis chinensis Franch.

多年生草本。根状茎黄色。叶片卵状三角形,3全裂,中央全裂片卵状菱形,侧全裂片斜卵形,不等2深裂。聚伞花序;萼片5,长椭圆状卵形;花瓣线形或线状披针形,长5～6.5 mm,中央有蜜槽;雄蕊约20,外轮雄蕊比花瓣稍短;心皮8～12,基部具柄。蓇葖果。分布于四川、贵州、湖南、湖北及陕西省。

干燥根茎称"黄连",清热燥湿,泻火解毒。

Dry rhizomes for dysentery, jaundice, toothache and inflammation of the eye.

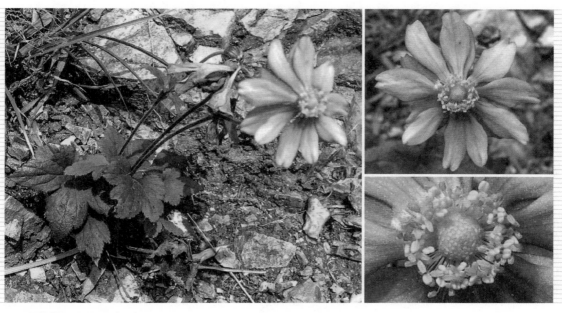

秋牡丹 Anemone hupehensis Lem. var. **japonica** (Thunb.) Bowles et Stearn

多年生草本。基生叶为三出复叶,小叶片不分裂或3～5浅裂,两面均有疏糙毛,边缘有锯齿。花葶直立,苞片3。萼片10余枚,紫红色;无花瓣;雄蕊多数;心皮约400,密集呈球形,有毛。聚合瘦果。浙江、江苏、安徽、云南、广东、福建、江西等地有栽培,或有逸为野生者。

干燥根入药,利湿,驱虫,祛瘀。

Dry roots for medicine.

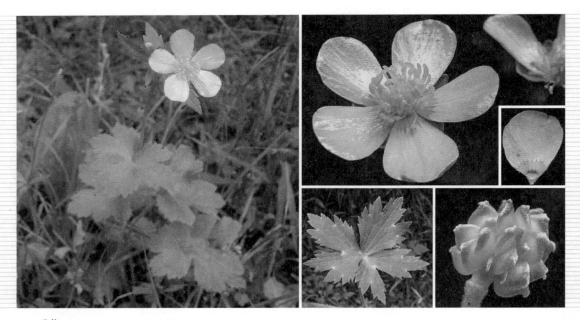

西藏铁线莲 Clematis tibetana Kuntze var. **vernayi** (C. E. C. Fisch.) W. T. Wang

藤本。叶对生,一至二回羽状复叶,小叶两面被伏毛。花常单生;萼片4,革质,黄色、橙黄色、红褐色,内面密生柔毛,外面几无毛,边缘被密绒毛;花瓣无;雄蕊多数,花丝被毛;心皮多数。瘦果狭长倒卵形,宿存花柱被长柔毛。分布于西藏及四川。

干燥枝叶及花入药,祛寒,健胃消积,排脓散痈。

Dry branches, leaves and flowers for medicine.

毛茛 Ranunculus japonicus Thunb.

多年生草本。须根多数簇生。茎被毛。基生叶3深裂,中裂片3浅裂,侧裂片2裂,两面被柔毛。聚伞花序;花直径1.5～2.2 cm;花瓣5,基部蜜槽具鳞片;雄蕊多数。聚合果近球形;瘦果扁平,无毛。全国大部分省区均有分布。

干燥全草入药,退黄,定喘,截疟,镇痛,消翳。

Dry whole plants for medicine.

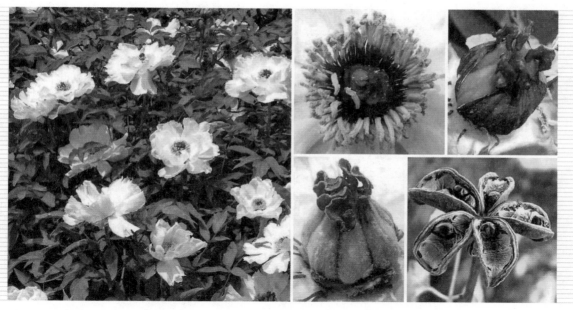

十三、芍药科 Paeoniaceae (The Peony Family)

*牡丹　Paeonia suffruticosa Andr.

落叶灌木。叶常为二回三出复叶。花单生枝顶，直径10～17 cm；萼片5；花瓣5，或为重瓣；雄蕊多数；花盘革质，杯状，紫红色，顶端有数个锐齿或裂片，完全包被心皮；心皮常为5，密生柔毛。蓇葖果密生黄褐色硬毛。全国各地多有栽培。

干燥根皮称"牡丹皮"，清热凉血，活血化瘀。

Dry root bark for epistaxis, amenorrhea, dysmenorrhea, traumatic injuries carbuncles and sores.

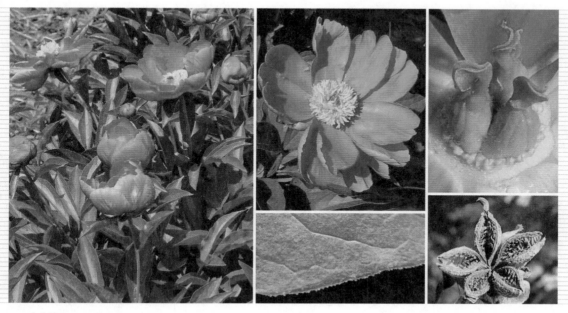

*芍药　Paeonia lactiflora Pall.

多年生草本。下部茎生叶为二回三出复叶，上部茎生叶为三出复叶；小叶边缘具白色骨质细齿。花数朵，生茎顶和叶腋，有时仅顶端1朵开放；萼片4；花瓣9～13；雄蕊多数；花盘不发达，仅包裹心皮基部；心皮常3～5。蓇葖果。分布于东北、华北、陕西及甘肃，浙江、安徽等地有栽培。

去皮干燥根称"白芍"，养血调经，敛阴止汗，柔肝止痛，平抑肝阳。干燥根称"赤芍"，清热凉血，散瘀止痛。

Dry and peeled roots for menstrual disorders, abdominal pain, headache and dizziness. Also, Dry roots for medicine.

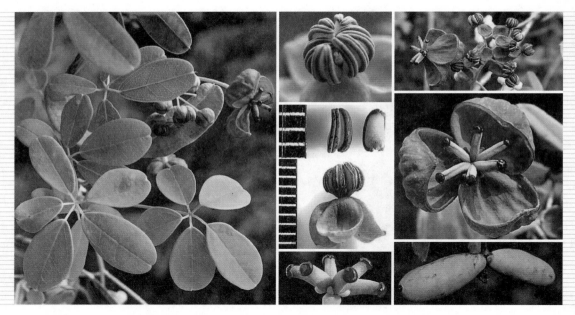

十四、木通科 Lardizabalaceae (The Lardizabala Family)

*木通 Akebia quinata (Houtt.) Decne.

落叶木质藤本。掌状复叶常具5小叶。伞房花序式的总状花序腋生，基部具雌花1～2，中上部雄花4～10；雄花：长7～10 mm；萼片3；雄蕊6，花丝极短；退化心皮3～6；雌花：萼片3；心皮3～6，离生，胚珠多数；具退化雄蕊。肉质蓇葖果。分布于长江流域各省区。

干燥藤茎称"木通"，利尿通淋，清心除烦，通经下乳。

Dry stems for edema, amenorrhea and hypogalactia.

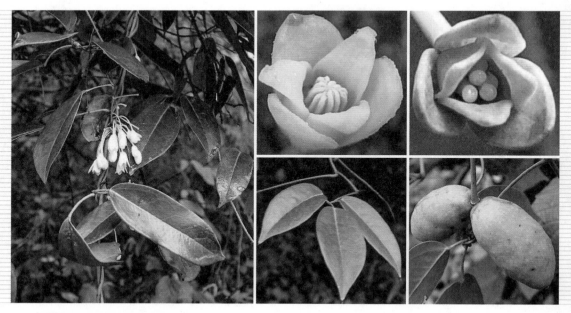

鹰爪枫 Holboellia coriacea Diels

常绿木质藤本。羽状复叶，小叶3，厚革质。花雌雄同株。雄花：萼片6，花瓣状，长约1 cm，2轮排列；雄蕊6，具花丝。雌花：萼片6，紫色，2轮排列；心皮3，分离，每心皮胚珠多数，子房上位。肉质蓇葖果长圆柱形。分布于浙江、江苏、四川、陕西、湖北、江西、安徽等省。

干燥根入药，祛风活血。

Dry roots for medicine.

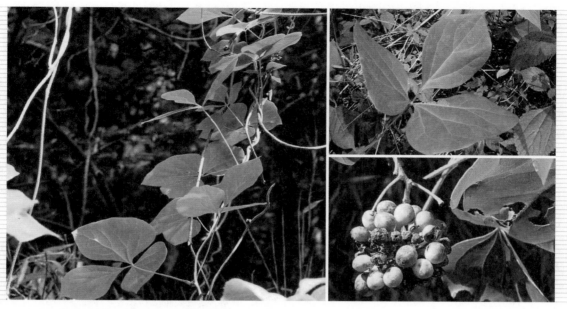

*大血藤　**Sargentodoxa cuneata** (Oliv.) Rehd. et Wils.

落叶木质藤本。三出复叶，侧生小叶斜卵形，基部内面楔形，外面截形。总状花序，雄花与雌花同序或异序；萼片6，花瓣状；花瓣6，鳞片状，蜜腺性；雄花具雄蕊6，与花瓣对生；雌花心皮多数，离生，每心皮具胚珠1。聚合浆果。分布于浙江、安徽、江西、陕西、贵州及广东等省区。

干燥藤茎称"大血藤"，清热解毒，活血，祛风止痛。

Dry stems for acute appendicitis, amenorrhea, dysmenorrhea and rheumatic arthralgia.

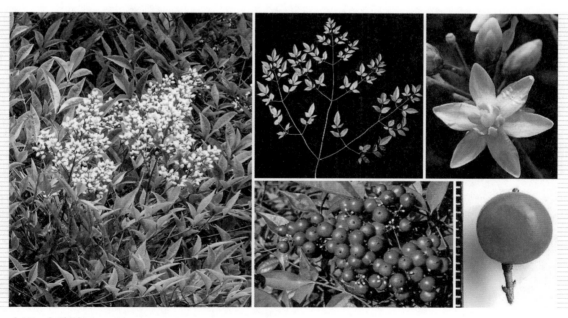

十五、小檗科 Berberidaceae (The Barberry Family)

南天竹　Nandina domestica Thunb.

常绿小灌木。三回羽状复叶，叶轴具关节，小叶薄革质。圆锥花序；萼片多轮；花瓣6；雄蕊6，花药纵裂；子房上位，1室，胚珠1～3。浆果球形，熟时鲜红色，直径5～8 mm，花柱宿存。种子1～3，扁圆形。分布于浙江、山东、江西、湖南、广东、四川、陕西及河南等省区。

干燥成熟果实称"天竹子"，止咳化痰。

Ripe and dry fruits for medicine.

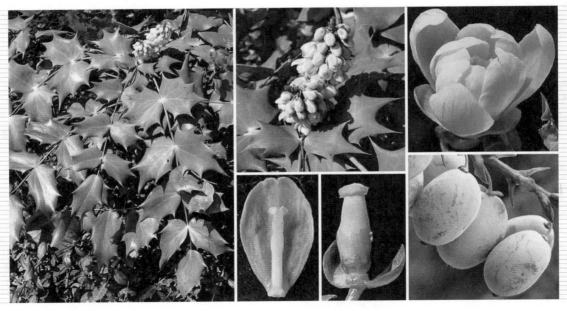

*阔叶十大功劳 Mahonia bealei (Fort.) Carr.

灌木或小乔木。羽状复叶,叶柄短于2.5 cm,小叶近圆形或卵形,背面被白粉,每边具2～6粗刺齿。总状花序;萼片9,3轮排列;花瓣6,先端微缺,基部腺体2;雄蕊6,与花瓣对生,花药瓣裂;子房上位,1室。浆果直径1～1.2 cm。分布于浙江、安徽、江西、福建、湖北、陕西、河南、广东及四川等省区。

干燥茎称"功劳木",清热燥湿,泻火解毒。
Dry stems for acute dysentery, inflammation of the eye, toothache, carbuncles and boils.

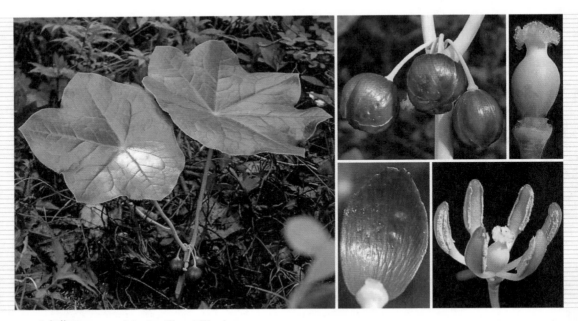

六角莲 Dysosma pleiantha (Hance) Woodson

多年生草本。茎直立,单生,顶端生2叶。叶对生,盾状,5～9浅裂,两面无毛。花下垂,簇生;萼片6,早落;花瓣6～9,紫红色,长约3 cm;雄蕊6,常镰状弯曲,药隔先端延伸;子房上位,1室,胚珠多数,柱头头状。浆果。分布于浙江、台湾、江西、湖北、广东、四川及河南等省区。

干燥根及根茎入药,清热解毒,活血散瘀。
Dry roots and rhizomes for medicine.

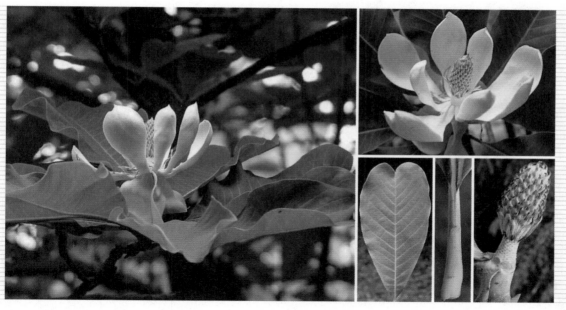

十六、木兰科 Magnoliaceae (The Magnolia Family)

*凹叶厚朴 **Magnolia officinalis** Rehd. et Wils. subsp. **biloba** (Rehd. et Wils.) Law

落叶乔木。叶7～9枚聚生枝端,长圆状倒卵形,先端2浅裂,背面被灰色柔毛,托叶痕长为叶柄的2/3。花单生枝顶,盛开时外轮3枚花被片向外反卷,中内轮直立;雄蕊多数;心皮多数,分离,螺旋状排列,每室胚珠2。聚合蓇葖果。分布于浙江、安徽、江西、福建、湖南、广东及广西。

干燥干皮、根皮及枝皮称"厚朴",燥湿消痰,下气除满。干燥花蕾(厚朴花)亦入药。

Dry root bark or bark for constipation, cough and dyspnea. Also, dry flower buds for medicine.

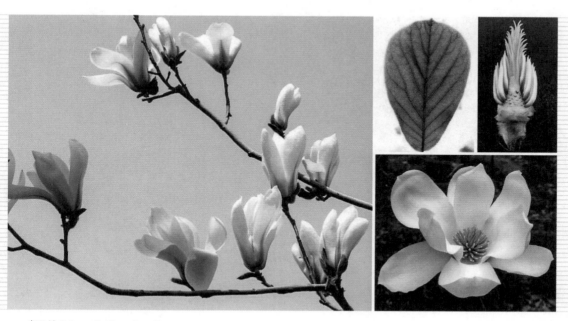

*玉兰 **Magnolia denudata** Desr.

落叶乔木。叶片倒卵形或倒卵状椭圆形。花先叶开放,直立。花梗密被淡黄色长绢毛;花被片9,内轮与外轮近相等,白色,基部常带粉红色,长圆状倒卵形;雄蕊多数,花丝紫红色;雌蕊多数,花柱明显,常弯曲。全国各地多有栽培。

干燥花蕾称"辛夷",散风寒,通鼻窍。

Dry flower buds for common cold, headache and nasal congestion.

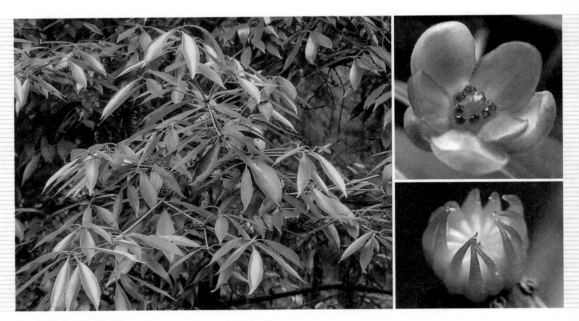

鹅掌楸 Liriodendron chinense (Hemsl.) Sargent

乔木。叶马褂状,近基部每边具1侧裂片,先端2浅裂。花被片外轮3枚萼片状,向外弯垂;内两轮6枚,直立,花瓣状,具黄色纵条纹;花丝长5～6mm;心皮多数,分离,螺旋状排列,每室胚珠2。聚合果由多数具翅小坚果组成。分布于浙江、安徽、陕西、福建、湖北、四川、广西等省区。

干燥根及树皮入药,祛风除湿,止咳,强筋骨。

Dry roots or bark for medicine.

披针叶茴香(莽草) Illicium lanceolatum A. C. Smith

灌木或小乔木。叶革质,披针形或倒披针形。花红色;花被片10～15,肉质;雄蕊6～11;心皮10～14,分离,单轮排列,每室胚珠1。蓇葖果10～14枚,每个蓇葖顶端具一长3～7mm、向后弯曲的钩状尖头。分布于浙江、安徽、江苏、江西、福建、湖北、湖南及贵州。

干燥根及根皮入药,舒筋活血,散瘀止痛。

Dry roots or root bark for medicine.

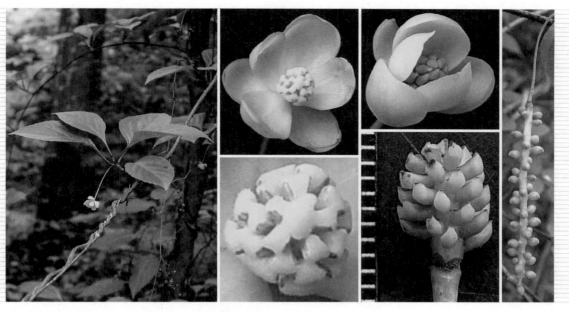

* 华中五味子 **Schisandra sphenanthera** Rehd. et Wils.

木质藤本。叶两面无毛,下面淡灰绿色。花被片5～9,长6～12 mm。雄花:花托圆柱形,顶端伸长,无盾状附属物;雄蕊11～19,药室内侧向开裂,两药室向外倾斜;雌花:雌蕊30～60,每室胚珠2。聚合浆果。种皮光滑或背面微皱。分布于浙江、山东、甘肃、山西、福建、湖南及四川等省。

干燥成熟果实称"南五味子",收敛固涩,益气生津,补肾宁心。

Ripe and dry apocarps for chronic cough, nocturnal emission, palpitation and insomnia.

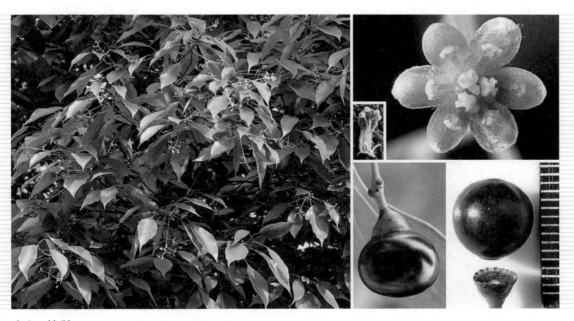

十七、樟科 Lauraceae (The Laurel Family)

* 樟 **Cinnamomum camphora** (L.) Presl

乔木。叶互生,卵状椭圆形,离基3出脉,脉腋上面常隆起,下面有腺窝。圆锥花序;花被裂片6;能育雄蕊9,3轮,外2轮花药药室内向,内轮外向且基部各有腺体2,花药瓣裂,退化雄蕊3;子房1室,胚珠1。浆果,果托杯状。我国南方及西南各省区均有分布。

新鲜枝、叶经提取加工的制品称"天然冰片",开窍醒神,清热止痛。

The crystal produced from fresh branches and leaves for apoplexy, laryngalgia and inflammation of the eye.

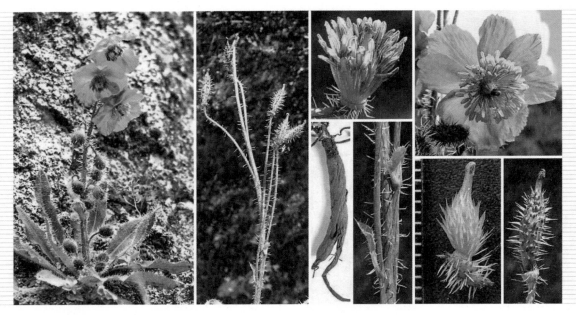

十八、罂粟科 Papaveraceae (The Poppy Family)

总状绿绒蒿 Meconopsis racemosa Maxim.

一年生草本,全株被淡黄色硬刺。主根圆柱形。茎不分枝。基生叶长圆状披针形或条形,边缘全缘或波状,两面被刺毛;下部茎生叶同基生叶。花生于上部茎生叶腋内,有时也生于基生叶腋的花葶上;萼片2;花瓣5~8,天蓝色;子房密被刺毛。蒴果4~6瓣开裂。分布于西藏、云南、四川、青海及甘肃。

干燥全草入药,清热解毒,止痛。

Dry whole plants for medicine.

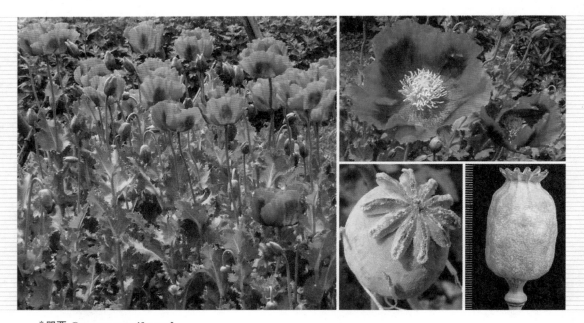

* 罂粟 Papaver somniferum L.

一年生草本,具白色乳汁。叶互生,叶片边缘具不规则波状锯齿,上部叶基部抱茎。花单生;萼片2;花瓣4;雄蕊多数;子房球形,无毛,柱头常8~12,辐射状,连合成扁平的盘状体。蒴果。原产欧洲。

干燥果壳称"罂粟壳",敛肺,涩肠,止痛。

Dry pericarps for chronic cough, chronic diarrhea with prolapse of the rectum, epigastric and abdominal pain.

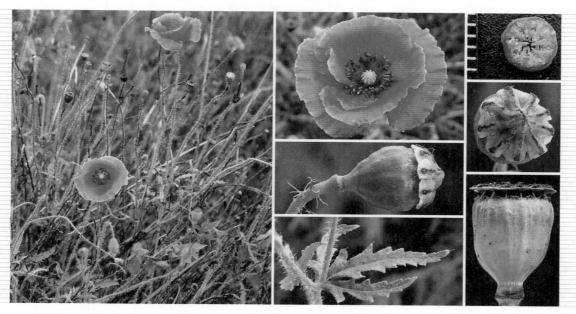

虞美人 Papaver rhoeas L.

一年生草本，全体被伸展的刚毛，具白色乳汁。叶互生，下部叶羽状全裂，裂片二回羽状分裂。花单生；花蕾下垂；萼片2；花瓣4，基部常具深紫色斑点；雄蕊多数；子房无毛，侧膜胎座，柱头5～18，辐射状，连合成盘状体。蒴果孔裂。原产欧洲，我国各地有栽培。

干燥全草入药，镇咳，镇痛，止泻。

Dry whole plants for medicine.

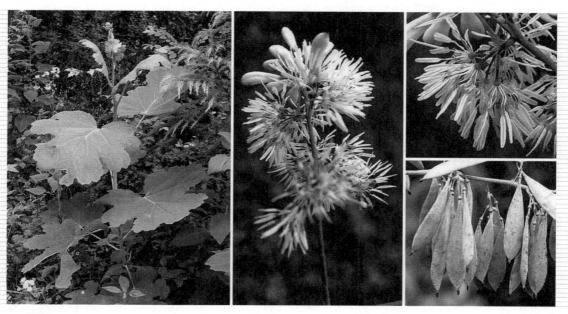

博落回 Macleaya cordata (Willd.) R. Br.

多年生草本；植株具乳黄色浆汁。茎绿色，光滑，多白粉，中空。叶片宽卵形或近圆形，常7或9裂，背面多白粉，被毛。大型圆锥花序。萼片2，无花瓣，雄蕊多数，柱头2裂。蒴果狭倒卵形或倒披针形，无毛。种子4～6枚，种皮具蜂窝状孔穴，有种阜。全国大部分地区均有分布。

干燥全草入药，散瘀，祛风，解毒，止痛，杀虫。

Dry whole plants for medicine.

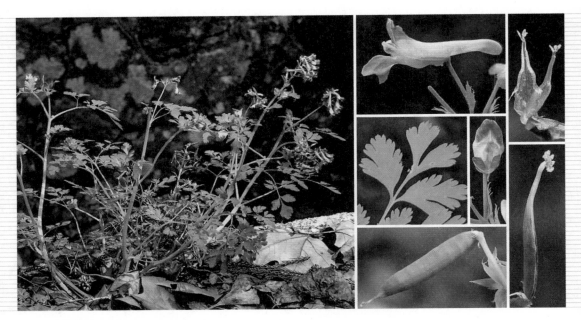

刻叶紫堇 Corydalis incisa (Thunb.) Pers.

草本。根茎短而肥厚。叶片二回三出，二回羽片菱形，3深裂，裂片具缺刻状齿。总状花序；苞片具缺刻状齿；萼片丝状深裂；外花瓣具鸡冠状突起，距圆筒形；雄蕊6，合生成2束；柱头近扁四方形，顶端具4乳突。蒴果线形。分布于浙江、福建、台湾、河北、山西、甘肃、四川等省区。

干燥根及全草入药，解毒，杀虫。

Dry roots and whole plants for medicine.

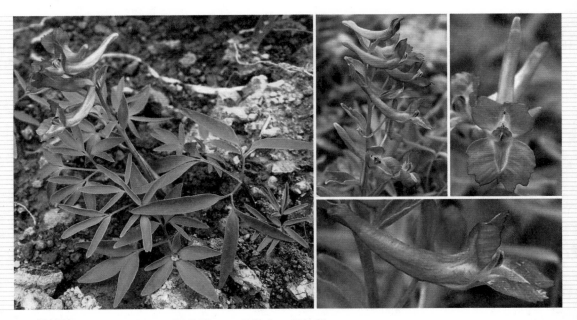

*延胡索 Corydalis yanhusuo W. T. Wang ex Z. Y. Su et C. Y. Wu

多年生草本，块茎圆球形。茎直立。叶二回三出或近三回三出，小叶3裂，裂片披针形。总状花序；苞片披针形，常全缘。花紫红色，两侧对称；萼片早落；外花瓣2，具齿；其中上花瓣1，基部延伸成圆筒形的距，蜜腺体约贯穿距长的1/2，末端钝；下花瓣1；两侧内花瓣2，同形；雄蕊6，合生成2束；柱头具8个较长的乳突。蒴果。分布于浙江、江苏、安徽、湖北及河南等地。

干燥块茎称"延胡索（元胡）"，活血，行气，止痛。

Dry tuber for chest pain, epigastric pain, amenorrhea and dysmenorrhea.

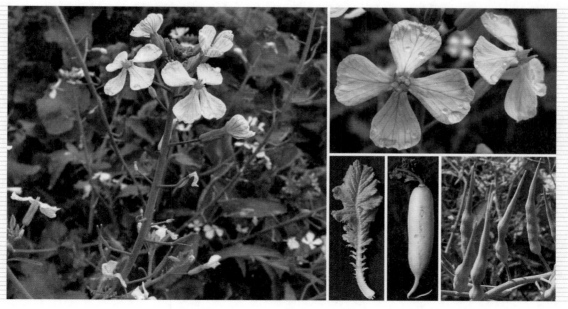

十九、十字花科 Cruciferae (Mustard Family)

*萝卜 Raphanus sativus L.

草本。直根肉质肥大。基生叶和下部茎生叶大头羽状半裂，上部叶长圆形。总状花序；花白色或粉红色，直径1.5～2 cm；萼片长圆形；花瓣倒卵形，具紫纹，下部有长爪。长角果圆柱形，顶端具喙，于种子间稍缢缩。全国各地普遍栽培。

干燥成熟种子称"莱菔子"，消食除胀，降气化痰。

Ripe and dry seeds for constipation, dyspepsia, diarrhea, cough and excessive phlegm.

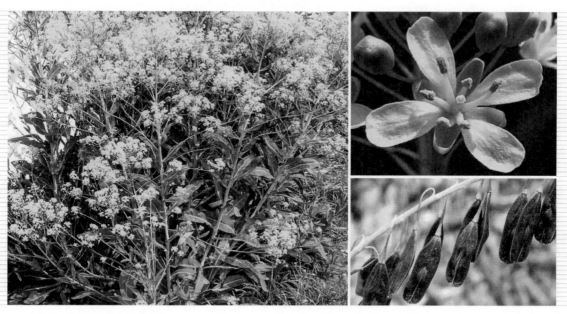

*菘蓝 Isatis indigotica Fortune

二年生草本，植株光滑无毛。基生叶莲座状，长圆形至宽倒披针形，全缘或稍具波状齿；茎生叶蓝绿色，长椭圆形或长圆状披针形，基部叶耳不明显或为圆形。花瓣黄色，宽楔形；子房1室。短角果近长圆形，扁平，无毛，边缘有翅，不开裂。原产我国，全国各地均有栽培。

干燥叶称"大青叶"，清热解毒，凉血消斑。干燥根（板蓝根）亦入药。

Dry leaves for acute dysentery, erysipelas, mumps, carbuncles and inflammation of the throat. Also, dry roots for medicine.

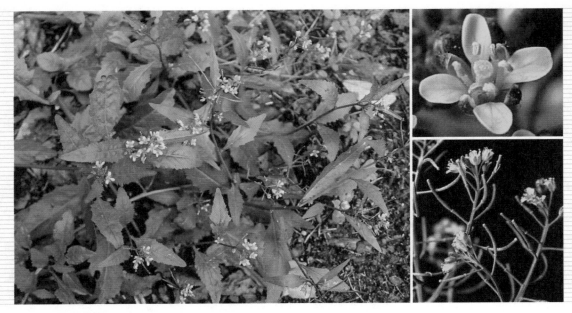

薄菜 Rorippa indica (L.) Hiern

草本。基生叶及茎下部叶具长柄,常大头羽状分裂,顶端裂片大,边缘具不整齐牙齿,侧裂片1～5对;茎上部叶片宽披针形或匙形,边缘具疏齿,具短柄或基部耳状抱茎。总状花序,萼片4,花瓣4,4强雄蕊。长角果。种子每室2行,多数。分布于江苏、浙江、台湾、江西、广东、甘肃、四川等省区。

带花、果的干燥全草称"薄菜",祛痰,止咳。

Dry whole plants with flowers and fruits for medicine.

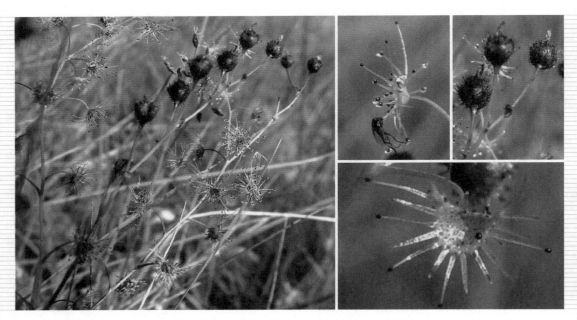

二十、茅膏菜科 Droseraceae (The Sundew Family)

茅膏菜 Drosera peltata Smith var. **multisepala** Y. Z. Ruan

食虫植物,多年生草本。球茎紫色,地上茎直立。茎生叶互生,盾状,叶片半月形或半圆形,表面及边缘密生头状黏腺毛,叶柄明显。螺状聚伞花序生于茎顶。花萼5～7裂,背面被长腺毛;花瓣楔形;雄蕊5;子房无毛。蒴果。种子椭圆形,具蜂房格状花纹。分布于西藏、云南、四川及贵州等地。

干燥全草入药,祛风活络,活血止痛。

Dry whole plants for medicine.

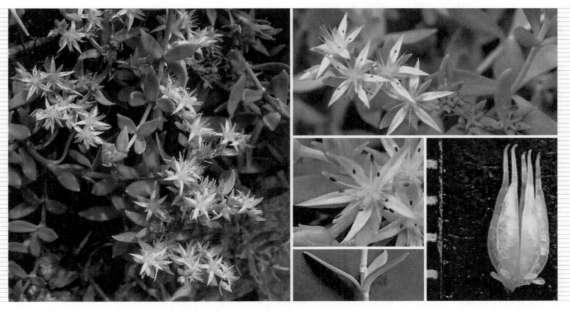

二十一、景天科 Crassulaceae (The Stone Crop Family)

*垂盆草 Sedum sarmentosum Bunge

多年生草本。茎匍匐。3叶轮生,叶肉质,倒披针形至长圆形,长15～28 mm,基部有距。聚伞花序,花无梗;萼片5,基部有距;花瓣5,黄色;雄蕊10;心皮5,长圆形,略叉开,基部具白色鳞片5,与心皮对生。蓇葖果星芒状排列。全国大部分地区均有分布。

干燥全草称"垂盆草",利湿退黄,清热解毒。

Dry whole plants for jaundice, acute and chronic hepatitis, carbuncles and sores.

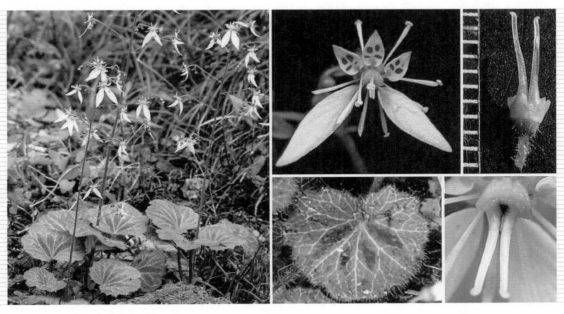

二十二、虎耳草科 Saxifragaceae (The Saxifrage Family)

虎耳草 Saxifraga stolonifera Curt.

多年生草本。基生叶背面常红紫色,被腺毛,具掌状达缘脉序。聚伞花序圆锥状;花瓣5,其中3枚较短,卵形,中上部具紫红色斑点,基部具黄色斑点;雄蕊10,花丝棒状;花盘半环状,边缘具瘤突;2心皮上部分离,花柱2。全国大部分省区均有分布。

新鲜或干燥全草称"虎耳草",清热解毒。

Fresh or dry whole plants for medicine.

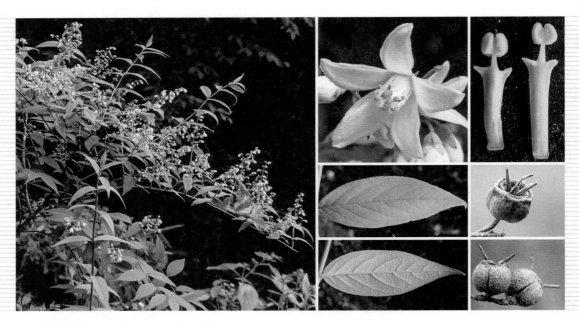

宁波溲疏 _Deutzia ningpoensis_ Rehd.

灌木。叶对生，卵状长圆形，下面灰白色，密被12～15辐线星状毛。聚伞状圆锥花序；萼筒杯状，裂片5；花瓣5，长圆形；雄蕊10，2轮，内轮较短，花丝先端具2短齿；子房下位，花柱3～4。蒴果直径4～5 mm，密被星状毛。分布于浙江、安徽、江西、湖北及陕西等省区。

干燥叶及根入药，清热利尿，补肾截疟，解毒，接骨。

Dry leaves and roots for medicine.

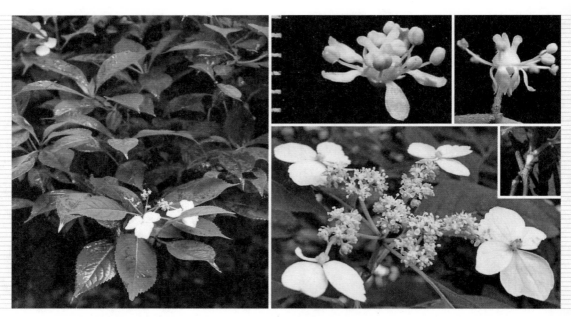

中国绣球（伞形绣球）_Hydrangea chinensis_ Maxim. (_H. umbellata_ Rehd.)

灌木。一年生或二年生小枝红褐色或褐色。叶对生，先端具尾状尖头或短尖头，下面脉腋间常有髯毛。伞形状或伞房状聚伞花序；不育花萼片3～4，花瓣状；孕性花萼筒杯状；花瓣基部具短爪；雄蕊10～11；子房近半下位，花柱3～4。蒴果。分布于浙江、福建、台湾、安徽、江西、湖南等省区。

干燥叶或带嫩茎的叶称"甜茶"，解热，截疟。

Dry leaves or young shoots with leaves for medicine.

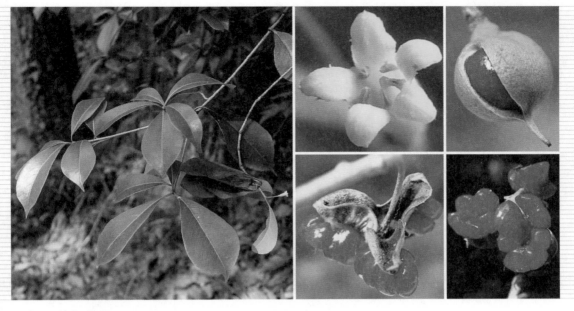

二十三、海桐花科 Pittosporaceae (The Pittosporum Family)

崖花海桐（海金子）Pittosporum illicioides Mak.

常绿灌木。叶3～8枚簇生呈假轮生状，薄革质，倒卵状披针形。花萼5裂；花瓣5；雄蕊5；子房上位，有毛，子房柄短，侧膜胎座3个，胚珠多数。蒴果近圆形，3瓣裂，果皮薄革质，果梗长2～4 cm。种子红色，外有黏质包被。分布于浙江、安徽、江苏、江西、福建、湖北、台湾及贵州等省。

干燥根入药，祛风活络，散瘀止痛。叶及种子亦入药。

Dry roots for medicine. Also, leaves and seeds for medicine.

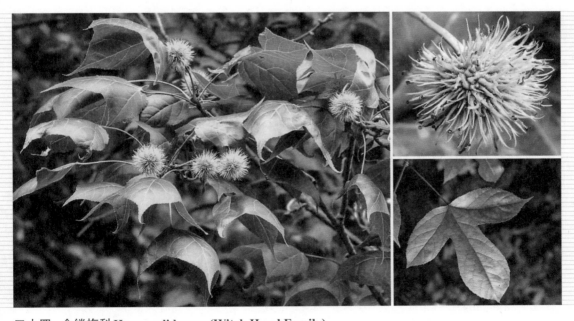

二十四、金缕梅科 Hamamelidaceae (Witch Hazel Family)

***枫香树 Liquidambar formosana** Hance

落叶乔木。叶宽卵形，掌状3裂，边缘有锯齿。花单性，雌雄同株，无花瓣；雄性短穗状花序常多个排成总状；雌性头状花序有花24～43朵；雌花：萼齿4～7，针状；子房下半部藏于头状花序轴内。头状果序圆球形，木质，蒴果多数，有宿存花柱及针刺状萼齿。全国大部分地区均有分布。

干燥成熟果序称"路路通"，祛风活络，利水，通经。干燥树脂称"枫香"，活血止痛，解毒生肌，凉血止血。

Ripe and dry infructescences for arthralgia, edema and amenorrhea. Also, dry resin for medicine.

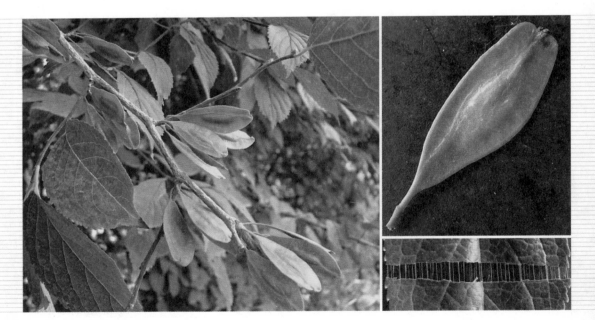

檵木 **Loropetalum chinense** (R. Br.) Oliver

灌木或小乔木。叶革质,卵形,长2～5 cm,基部钝,偏斜,下面被星状毛。花簇生,白色;萼筒被星状毛;花瓣4,带状;雄蕊4,花丝极短,花药具4个花粉囊,药隔突出呈角状;子房下位,花柱极短,2室,每室胚珠1。蒴果。分布于我国中部、南部及西南各省区。

干燥叶称"檵木叶",清热解毒,收敛止血。

Dry leaves for medicine.

二十五、杜仲科 Eucommiaceae

* 杜仲 Eucommia ulmoides Oliver

落叶乔木。树皮折断后可见多数胶丝。叶椭圆形、卵形或矩圆形,边缘有锯齿,叶片撕开后亦有多数胶丝。花雌雄异株,无花被。雄花簇生。雌花单生,子房1室,胚珠2。翅果扁平,长椭圆形,先端2裂;种子1。我国特有种类,分布于浙江、湖南、陕西、甘肃、云南、四川、贵州等地,全国各地有栽培。

干燥树皮称"杜仲",补肝肾,强筋骨,安胎。干燥叶称"杜仲叶",补肝肾,强筋骨。

Dry bark for threatened abortion and hypertension. Also, dry leaves for medicine.

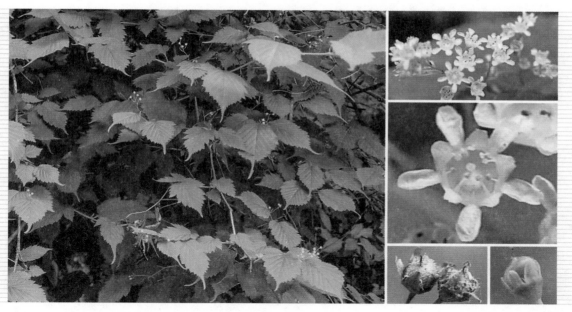

二十六、蔷薇科 Rosaceae (The Rose Family)

华空木（野珠兰）Stephanandra chinensis Hance

灌木。叶片常卵形，边缘常浅裂并具重锯齿，托叶线状披针形。圆锥花序；花萼5裂，萼筒杯状，无毛；花瓣5，白色；雄蕊10，着生在萼筒边缘；子房上位，外被柔毛，心皮1，胚珠2。蓇葖果近球形。分布于浙江、四川、湖北、广东、福建及河南等省区。

干燥根入药，治咽喉肿痛。

Dry roots for medicine.

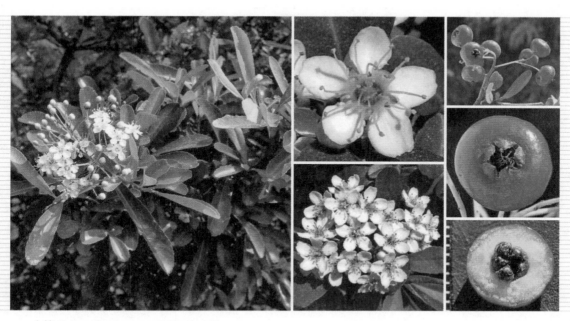

火棘 Pyracantha fortuneana (Maxim.) Li

常绿灌木。具枝刺。叶片倒卵形或倒卵状长圆形，先端圆钝或微凹，边缘具钝锯齿，近基部全缘。复伞房花序，花梗长约1 cm；萼筒钟状；花瓣近圆形；雄蕊20；花柱5，离生，子房上部密生白色柔毛。梨果，萼片宿存，内含小核5枚。全国大部分省区均有分布。

干燥果实入药，消积止痢，活血止血。干燥根入药，清热凉血。

Dry pomes for medicine. Also, dry roots for medicine.

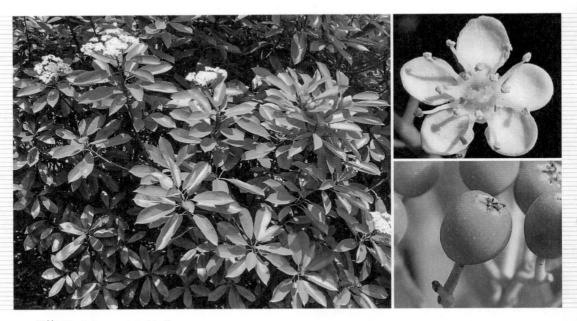

*山里红 **Crataegus pinnatifida** Bge. var. **major** N. E. Br.

落叶乔木。叶片宽卵形或三角状卵形，两侧各有3～5羽状深裂片，裂片边缘具重锯齿，两面沿叶脉被短柔毛。伞房花序，萼片5，花瓣5，雄蕊20，花柱3～5。果实近球形，直径可达2.5 cm，有浅色斑点，小核3～5，骨质，内面两侧平滑。各地常有栽培。

干燥成熟果实称"山楂"，消食健胃，行气散瘀，化浊降脂。干燥叶（山楂叶）亦入药。

Ripe and dry pomes for dyspepsia, diarrhea, amenorrhea and hyperlipemia. Also, dry leaves for medicine.

石楠 **Photinia serrulata** Lindl.

常绿灌木或小乔木。叶片革质，长椭圆形或长倒卵形，边缘疏生具腺细锯齿，叶柄长2～4 cm。复伞房花序顶生；萼筒杯状，无毛；花瓣近圆形；雄蕊20枚；子房半下位，2室，顶端有柔毛，花柱2，柱头头状。梨果红色，有种子1～4枚。分布于甘肃、浙江、江西、湖北、台湾、广东及四川等省区。

干燥叶称"石楠叶"，祛风，通络，益肾。干燥细枝称"石楠藤"，祛风止痛。

Dry leaves for medicine. Also, dry young shoots for medicine.

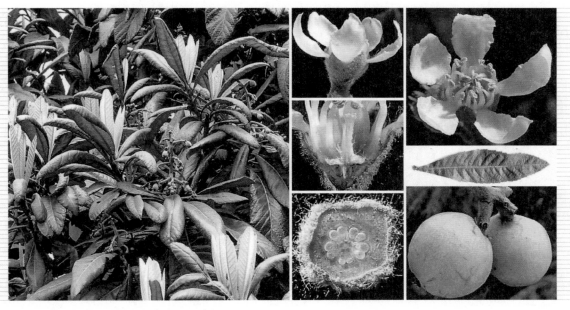

* 枇杷 **Eriobotrya japonica** (Thunb.) Lindl.

　　常绿小乔木。叶片革质,披针形或椭圆状长圆形,上部边缘具疏锯齿,基部全缘,上面多皱,下面密生绒毛。圆锥花序;花萼5裂,宿存,外被锈色绒毛;花瓣5,被锈色绒毛;雄蕊多数;花柱5,子房下位,5室,每室胚珠2。梨果。全国大部分地区均有栽培。

　　干燥叶称"枇杷叶",清肺止咳,降逆止呕。

Dry leaves for cough and vomiting.

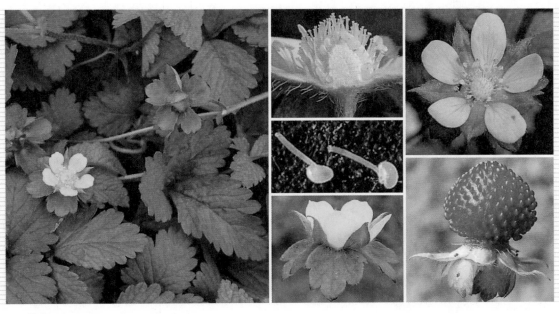

　　蛇莓 **Duchesnea indica** (Andr.) Focke

　　多年生草本。匍匐茎。三出复叶,小叶片长2～3.5 cm;具托叶。花单生叶腋;副萼片5,比萼片大,先端具3～5锯齿;花瓣黄色;雄蕊20～30;心皮多数,离生,子房上位,花柱侧生。花托果期增大,鲜红色,有光泽;瘦果卵形,多数。全国大部分省区均有分布。

　　带花、果的干燥全草称"蛇莓",清热解毒,消肿散结。

Dry whole plants with flowers and fruits for medicine.

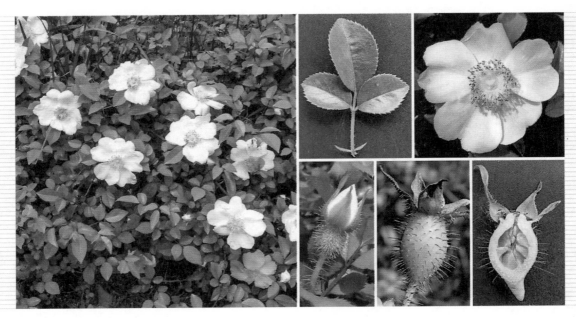

* 金樱子 **Rosa laevigata** Michx.

常绿攀援灌木。小枝具扁弯皮刺。小叶通常3,托叶披针形,早落。花单生,花梗和杯状花托密被腺毛,随果实成长变为针刺;萼片卵状披针形,先端呈叶状,常有刺毛和腺毛;花瓣5;雄蕊多数;心皮多数,花柱离生。蔷薇果外面密被刺毛,萼宿存。分布于华东、华南、西南、西北等地区。

干燥成熟果实称"金樱子",固精缩尿,固崩止带,涩肠止泻。

Ripe and dry hips for nocturnal emission, enuresis and chronic dysentery.

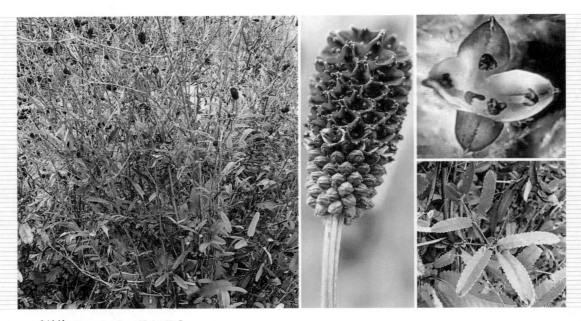

* 地榆 **Sanguisorba officinalis** L.

多年生草本。基生叶为羽状复叶,小叶长圆状卵形,边缘具圆齿;茎生叶较少。穗状花序;上部的花先开放;花托杯状;萼片4,花瓣状;花瓣无;雄蕊4,插生于花盘外侧,花丝与萼片近等长;子房上位,1室,1胚珠。瘦果。全国大部分省区均有分布。

干燥根称"地榆",凉血止血,解毒敛疮。

Dry roots for hematochezia, carbuncles, scalds and burns.

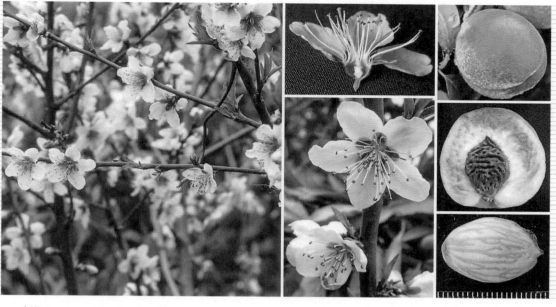

*桃 Prunus persica (L.) Batsch

乔木。叶片长圆状披针形或倒卵状披针形,边缘具锯齿。花单生,先叶开放;萼片外被短柔毛;花瓣5,粉红色;雄蕊多数;子房上位,外被短柔毛。核果外被短柔毛,缝线明显;果肉多汁;核大,表面具纵、横沟纹和孔穴。原产我国,各地广泛栽培。

干燥成熟种子称"桃仁",活血祛瘀,润肠通便,止咳平喘。干燥枝条(桃枝)亦入药。

Dry seeds for amenorrhea, dysmenorrhea, traumatic injuries and constipation. Also, dry shoots for medicine.

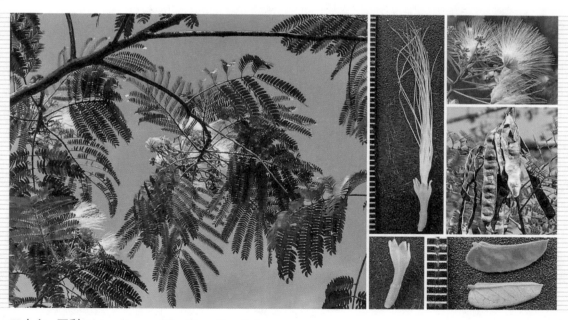

二十七、豆科 Leguminosae (The Bean Family)

*合欢 Albizia julibrissin Durazz.

落叶乔木。二回羽状复叶,羽片4～12对;小叶长6～12 mm,线形至长圆形,向上偏斜,中脉紧靠上边缘。头状花序在枝顶排成圆锥花序;花粉红色;花萼管状;花冠5裂;雄蕊多数,花丝长约2.5 cm,基部合生呈管状。荚果带状,扁平,不开裂。东北至华南及西南部各省区均有分布,各地常见有栽培。

干燥树皮称"合欢皮",解郁安神,活血消肿。干燥花序或花蕾称"合欢花",解郁安神。

Dry bark for melancholy, insomnia, lung abscesses and traumatic injuries. Also, dry inflorescences or flower buds for medicine.

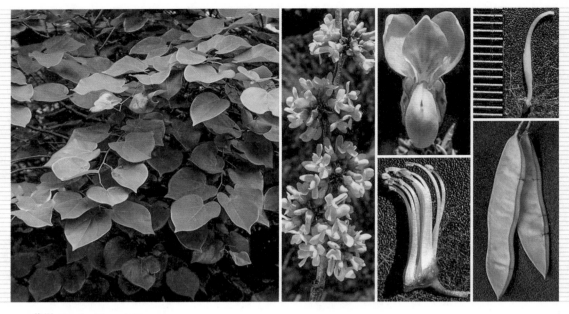

紫荆 Cercis chinensis Bunge

灌木。单叶互生,叶片近圆形或三角状圆形。花簇生,先叶开放;花萼5裂;花冠近蝶形,旗瓣位于最内方;雄蕊10,分离,花丝下部被毛;子房具短柄,花蕾时无毛,后期密被短柔毛。荚果扁狭长形,具狭翅。全国大部分省区均有分布。

干燥树皮入药,活血,通淋,解毒。

Dry bark for medicine.

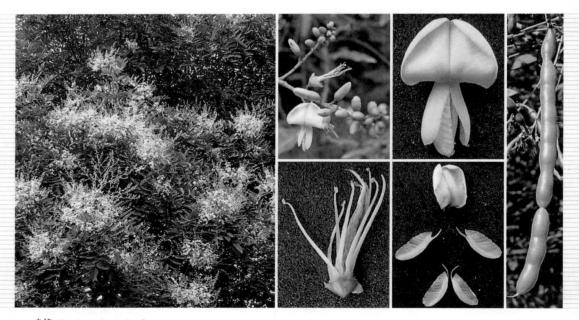

*槐 **Sophora japonica** L.

乔木。羽状复叶,小叶卵状披针形或卵状长圆形。圆锥花序顶生;花萼5裂;蝶形花冠,旗瓣近圆形;雄蕊10,近分离;子房与雄蕊近等长,近无毛。荚果串珠状,成熟后不开裂。原产我国,各省区广泛栽培。

干燥花及花蕾称"槐花",凉血止血,清肝泻火。干燥成熟果实称"槐角",清热泻火,凉血止血。

Dry flowers and flower buds for hematochezia, epistaxis, inflammation of the eye, headache and dizziness. Also, ripe and dry legumes for medicine.

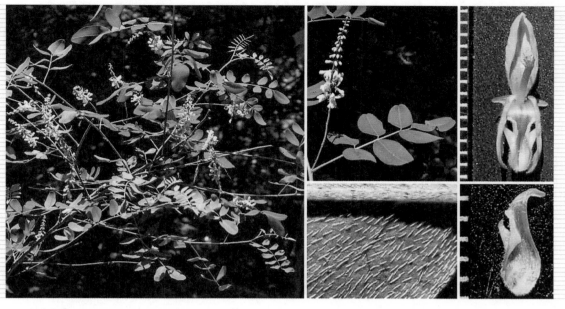

多花木蓝 Indigofera amblyantha Craib

直立灌木。奇数羽状复叶，叶柄长2～5 cm，小叶长1～3.7 cm，上面疏生丁字毛，下面被毛较密。总状花序腋生；花萼被丁字毛；旗瓣长6～6.5 mm，外面被毛，龙骨瓣具距突；雄蕊2体，花药顶端具小突尖；子房被毛。荚果被短丁字毛。全国大部分地区均有分布。

干燥根及根茎入药，清热解毒，消肿利咽。

Dry roots and rhizomes for medicine.

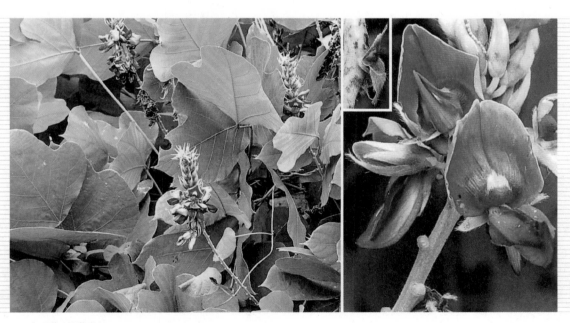

* **粉葛（甘葛藤）Pueraria thomsonii** Benth.

藤本，全株被黄色长硬毛。具块根。羽状复叶3小叶，小叶3裂，托叶背着。总状花序，花2～3朵聚生于花序轴的瘤状节上；花萼后方2裂片合生；花冠长16～18 mm，旗瓣基部有2个内卷的耳及一硬痂状附属物；雄蕊单体，后方1枚花丝基部与雄蕊管分离。分布于云南、四川、西藏、江西、广东等省区。

干燥根称"粉葛"，解肌退热，生津止渴，透疹，升阳止泻，通经活络，解酒毒。

Dry tuberous roots for fever, headache, diabetes and diarrhea.

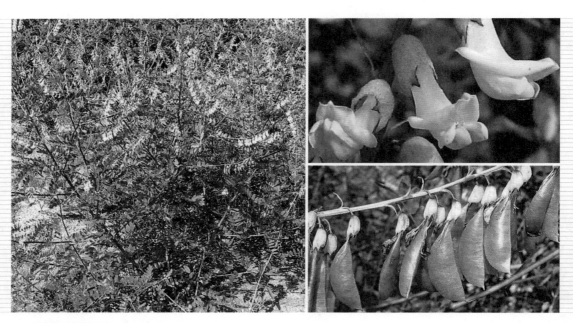

落花生（花生）**Arachis hypogaea** L.

一年生草本。茎直立或匍匐。偶数羽状复叶，小叶卵状长圆形至倒卵形，托叶大而明显。上方4枚萼片合生，下方1枚分离；花冠黄色或金黄色，旗瓣开展，翼瓣瓣片长圆形；单体雄蕊，花药2型；花柱细长，柱头被柔毛。荚果在地下发育成熟，通常于种子之间缢缩，不开裂。全国各地广泛栽培。

干燥种皮称"花生衣"，止血。

Dry seed coats for medicine.

*黄耆（膜荚黄芪）**Astragalus membranaceus** (Fisch.) Bge.

多年生草本。茎直立。奇数羽状复叶，小叶长圆状卵形，托叶离生。总状花序；花萼外被柔毛，萼齿5，长为萼筒的1/5～1/4；花冠黄色，旗瓣倒卵形，翼瓣较旗瓣稍短，龙骨瓣与翼瓣近等长；雄蕊2体；子房有柄，被柔毛。荚果薄膜质，稍膨胀，半椭圆形，被白色或黑色柔毛。分布于东北、华北及西北。

干燥根称"黄芪"，补气升阳，固表止汗，利水消肿，生津养血，行滞通痹，托毒排脓，敛疮生肌。

Dry roots for anorexia, rectal prolapse, edema, anemia, albuminuria in chronic nephritis and diabetes.

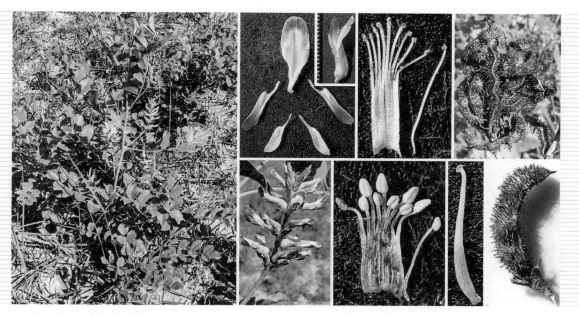

*甘草 **Glycyrrhiza uralensis** Fisch.

多年生草本；根与根状茎具甜味。奇数羽状复叶，小叶卵形或近圆形。总状花序腋生；花萼密被短腺毛及短柔毛；蝶形花冠；雄蕊2体，花丝长短交错，花药2型；子房密被腺点及短腺毛。荚果呈镰刀状或环状，密集成球，密生刺毛状腺体。分布于东北、华北、西北等地区。

干燥根和根茎称"甘草"，补脾益气，清热解毒，祛痰止咳，缓急止痛，调和诸药。

Dry roots and rhizomes for palpitations, cough, excessive phlegm and reducing the toxic or drastic actions of other drugs.

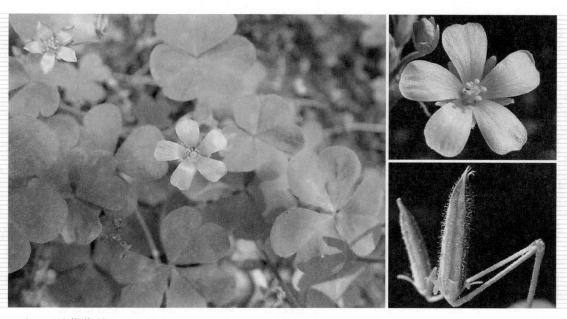

二十八、酢浆草科 Oxalidaceae (The Wood-sorrel Family)

酢浆草 **Oxalis corniculata** L.

草本。茎细弱，有毛。叶基生或茎生，小叶3，倒心形，叶背有毛。萼片5，背面有毛，宿存；花瓣5，黄色；雄蕊10，长短相间排列，花丝基部联合；子房有毛，5室，每室胚珠多数，花柱5。蒴果长圆柱形，5棱，被毛。全国各地多有分布。

干燥全草称"酢浆草"，清热利湿，凉血散瘀，消肿解毒。

Dry whole plants for medicine.

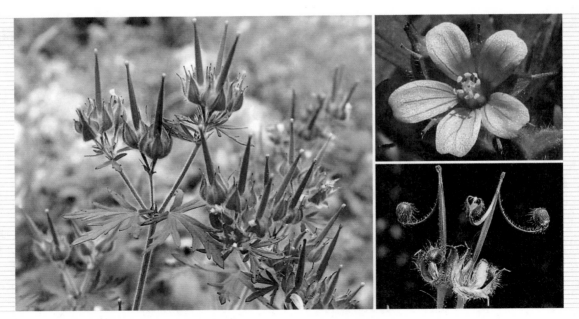

二十九、牻牛儿苗科 Geraniaceae (The Geranium Family)

*野老鹳草 Geranium carolinianum L.

一年生草本。茎被倒向短毛。叶片圆肾形，掌状5～7裂至近基部。每个总花梗具2花，顶生总花梗常数个集生，花序呈伞形状；萼片5，宿存；雄蕊10；子房5室，每室胚珠2，花柱5裂。蒴果具长喙，熟时果瓣由喙基部向上反卷开裂。分布于山东、浙江、安徽、湖南及四川等省区。

干燥地上部分称"老鹳草"，祛风湿，通经络，止泻痢。

Dry aerial parts for rheumatic or rheumatoid arthralgia, diarrhea and dysentery.

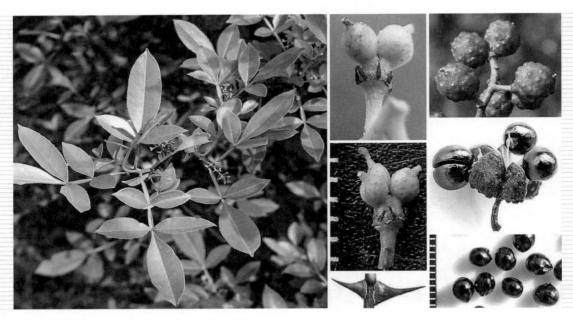

三十、芸香科 Rutaceae (The Citrus Family)

竹叶花椒 Zanthoxylum armatum DC.

落叶小乔木。茎枝多锐刺。叶互生，奇数羽状复叶，小叶3～9，常披针形，翼叶明显。花序长2～5 cm，花被片6～8，雄花：雄蕊5～6，雌花：离生心皮2～3。蓇葖果紫红色，具微凸起少数油点，成熟后内外果皮分离，每分果瓣种子1，稀2。全国大部分省区均有分布。

干燥叶及果实入药，温中理气，祛风除湿，活血止痛。

Dry leaves and follicles for medicine.

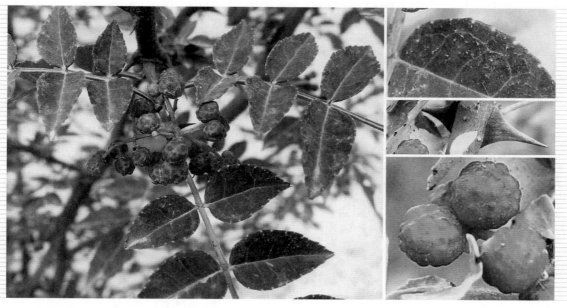

* 花椒 **Zanthoxylum bungeanum** Maxim.

小乔木。茎枝具皮刺。叶互生,叶轴常具甚狭窄叶翼,小叶5～13,腹面无毛,宽1～3.5 cm,叶缘具细齿,齿缝具油点。花被片6～8,雄花:雄蕊5～8,雌花:离生心皮2～4。菁葖果外果皮散生微凸起油点。全国大部分省区均有分布。干燥成熟果皮称"花椒",温中止痛,杀虫止痒。

Ripe and dry pericarps for emesis, diarrhea and ascariasis. Also, external use for itching in eczema.

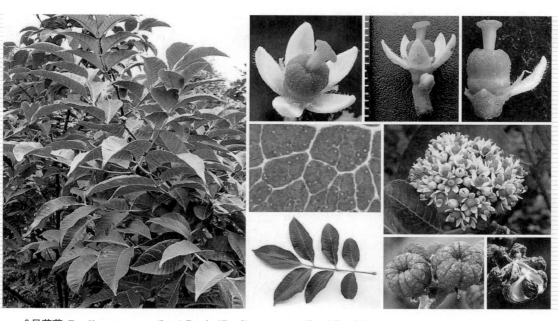

* 吴茱萸 **Evodia rutaecarpa** (Juss.) Benth. (*Euodia rutaecarpa* (Juss.) Benth.)

小乔木或灌木。叶对生,奇数羽状复叶,小叶5～11,具透明油点,两面及叶轴被长柔毛。花序顶生;花单性,雌雄异株;萼片及花瓣均5;雌花子房及花柱下部被疏长毛,花盘环状。果实具油点,每分果瓣种子1。种子褐黑色,长4～5 mm,具光泽。全国大部分省区均有分布。

干燥近成熟果实称"吴茱萸",散寒止痛,降逆止呕,助阳止泻。

Dry follicles for headache, dysmenorrhea, diarrhea, vomiting and acid regurgitation.

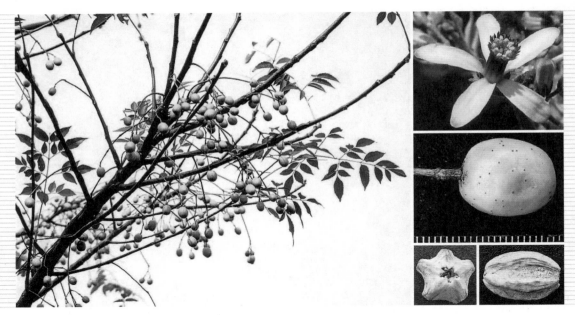

三十一、楝科 Meliaceae (The Mahogany Family)

*楝 Melia azedarach L.

落叶乔木。二至三回奇数羽状复叶，小叶卵形或披针形，边缘有钝锯齿。圆锥花序约与叶等长；花萼5深裂；花瓣淡紫色；雄蕊管紫色，圆筒形，管口有2～3齿裂的狭裂片10枚，花药10枚，着生于裂片内侧；子房每室具胚珠2。核果长1～2 cm，核木质，具棱。分布于我国黄河以南各省区。

干燥树皮和根皮称"苦楝皮"，杀虫，疗癣。

Dry bark and root bark for ascariasis and oxyuriosis. Also, external use for scabies and tinea.

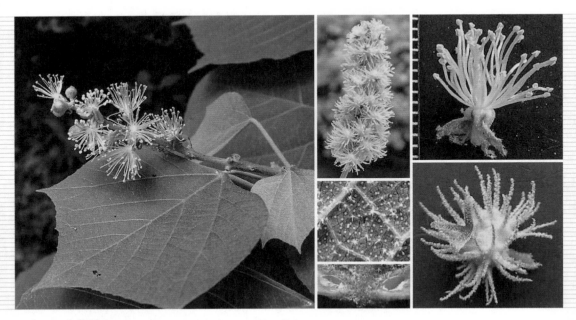

三十二、大戟科 Euphorbiaceae (The Spurge Family)

野桐 Mallotus japonicus (Thunb.) Muell. Arg. var. floccosus (Muell. Arg.) S. M. Hwang

小乔木或灌木。叶互生，下面疏被星状粗毛及黄色腺点，近叶柄处具腺体2。花雌雄异株，无花瓣；雄花：花萼3～4裂；雄蕊多数，花药2室；雌花序总状，不分枝；子房上位，3室，每室胚珠1，花柱3～4。蒴果被具星状毛的软刺及腺点。全国大部分省区均有分布。

干燥根入药，清热平肝，收涩，止血。

Dry roots for medicine.

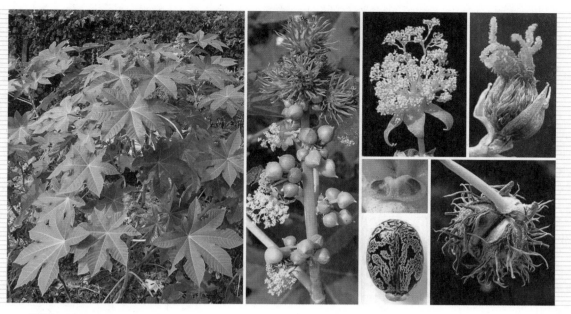

* 蓖麻 Ricinus communis L.

一年生粗壮草本。叶互生,掌状分裂,盾状着生,叶柄顶端具2枚盘状腺体。圆锥花序。雄花:花萼5裂;雄蕊束多数。雌花:萼片5;子房密生软刺,3室,每室胚珠1,花柱红色。蒴果具软刺,分果爿3。种皮具斑纹,种阜明显。全国大部分省区均有栽培。

干燥成熟种子称"蓖麻子",泻下通滞,消肿拔毒。

Dry seeds for carbuncles, boils, sore throat, scrofula and constipation.

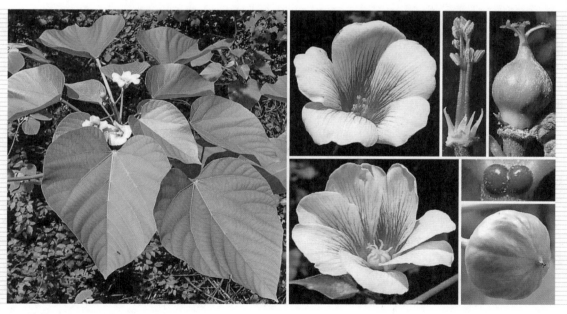

油桐 Vernicia fordii (Hemsl.) Airy Shaw

落叶乔木。叶全缘,稀2~3浅裂,叶柄顶端具2枚扁平、无柄腺体。花雌雄同株;花萼2裂;花瓣长2~3 cm,具淡红色脉纹;雄花:雄蕊8~12,2轮,外轮离生,内轮花丝下部合生;雌花:子房被毛,3~6室,每室胚珠1。核果光滑。分布于浙江、陕西、河南、江西、湖南、海南及云南等省区。

干燥根入药,消积驱虫,祛风利湿。干燥花入药,清热解毒,生肌。叶或未成熟果实亦入药。

Dry roots for medicine. Also, dry flowers, leaves and unripe fruits for medicine.

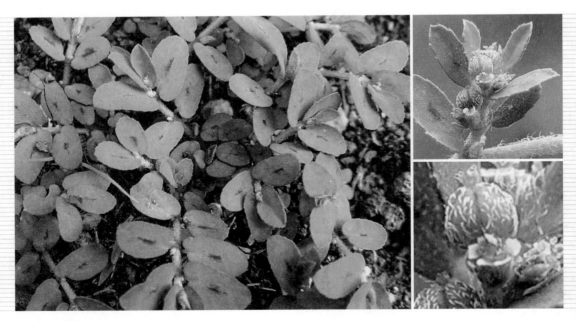

乌桕 Sapium sebiferum (L.) Roxb.

　　乔木,有乳汁。叶片菱形或菱状卵形;叶柄顶端具2腺体。花单性,形成顶生的穗状圆锥花序,雌花位于下部,雄花位于上部;苞片基部具2枚腺体;雄花花萼3浅裂,雄蕊2～3;雌花子房3室,每室胚珠1,花柱3。蒴果。种子外被白色、蜡质假种皮。主要分布于黄河以南各省区,陕西、甘肃亦有分布。

　　干燥根皮或树皮入药,利水消肿,解毒杀虫。叶亦入药。

Dry bark and root bark for medicine. Also, leaves for medicine.

*斑地锦 Euphorbia maculata L.

　　一年生草本,具乳汁。茎匍匐,被疏柔毛。叶对生,基部偏斜,上面具紫色斑点。杯状聚伞花序单生于叶腋;腺体4,边缘具白色花瓣状附属物;无花被;雄花具雄蕊1,数枚;雌花1,子房被疏柔毛,3室,每室胚珠1。蒴果被疏柔毛。原产北美,归化植物。

　　干燥全草称"地锦草",清热解毒,凉血止血,利湿退黄。

Dry whole plants for dysentery, diarrhea, hemoptysis, hematuria, hematochezia, carbuncles and boils.

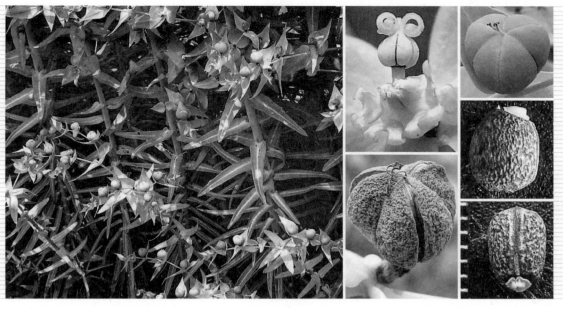

*续随子 Euphorbia lathyris L.

二年生草本,具乳汁。叶交互对生。总苞叶2,卵状长三角形。杯状聚伞花序,总苞近钟状,腺体4,新月形,两端具角;雄花多数;雌花1,子房光滑,无毛。蒴果具海绵质中果皮,不开裂。种子具黑褐色斑点,种阜无柄。全国大部分地区均有分布,栽培或逸为野生。

干燥成熟种子称"千金子",泻下逐水,破血消癥;外用疗癣蚀疣。

Dry seeds for edema, oliguria, constipation and amenorrhea. Also, external use for ringworm and wart.

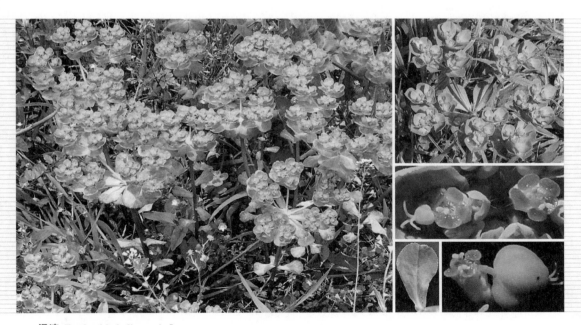

泽漆 Euphorbia helioscopia L.

一年生草本,具乳汁。叶互生,倒卵形或匙形,先端具牙齿,中部以下渐狭或楔形。总苞叶5枚,总伞辐5。杯状聚伞花序,腺体4,盘状,中部内凹,盾状着生于杯状总苞边缘;雄花数枚;雌花1,明显伸出总苞之外。蒴果光滑,无毛。种子卵形,表面具网脊。全国大部分地区均有分布。

带花、果的干燥地上部分称"泽漆",利水消肿,化痰散结,杀虫。

Dry aerial parts with flowers and fruits for medicine.

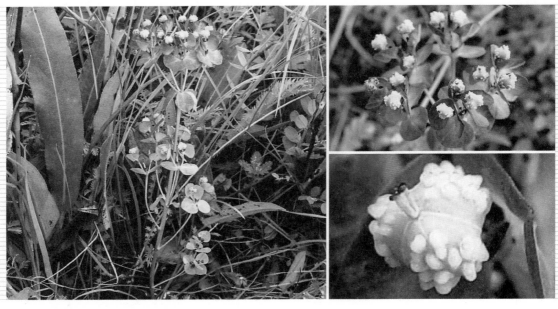

甘青大戟（疣果大戟）**Euphorbia micractina** Boiss.

多年生草本，高 20～50 cm，具乳汁。根圆柱状。叶互生，全缘。总苞叶 5～8，伞幅 5～8。杯状聚伞花序，总苞具腺体 4，半圆形；无花被；雄花具雄蕊 1，多数；雌花 1，子房被稀疏瘤状突起，3 室，每室胚珠 1，花柱 3。蒴果果脊上被瘤状突起。分布于甘肃、青海、新疆、西藏、陕西、山西及河南等省区。

块根煎膏入药，消炎，利尿，泻下，驱蛔虫。

Root extracts for medicine.

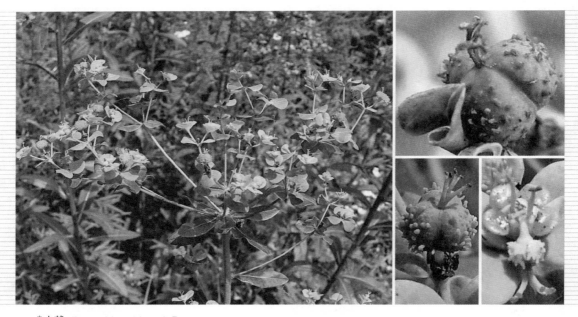

* **大戟** **Euphorbia pekinensis** Rupr.

多年生草本，具乳汁。根圆柱状。茎被毛。叶互生，椭圆形，全缘，叶形变异较大。伞幅 4～7；苞叶 2，近圆形。杯状聚伞花序；腺体 4，半圆形或肾状圆形。雄花多数；雌花 1 枚，子房具瘤，3 室，每室胚珠 1，花柱 3，分离。蒴果具瘤。全国大部分省区均有分布。

干燥根称"京大戟"，泻水逐饮，消肿散结。

Dry roots for anasarca, hydrothorax, ascites, constipation and oliguria.

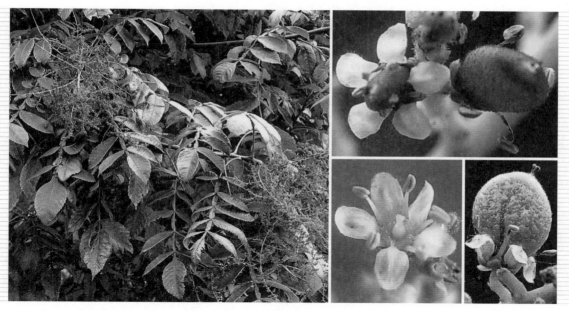

三十三、漆树科 Anacardiaceae (The Sumac Family)

*盐肤木　Rhus chinensis Mill.

落叶小乔木或灌木。奇数羽状复叶，叶轴具叶状翅，小叶边缘具粗锯齿或圆齿。圆锥花序。雄花：花萼5裂，花瓣5，雄蕊5，子房不育。雌花：花瓣5；雄蕊极短；子房1室，胚珠1，花柱3。核果被柔毛和腺毛，成熟时红色。全国大部分省区均有分布。

叶上的虫瘿称"五倍子"，敛肺降火，涩肠止泻，敛汗，止血，收湿敛疮。

Galls in leaves for chronic cough, chronic diarrhea, hematochezia, hyperhidrosis and diabetes.

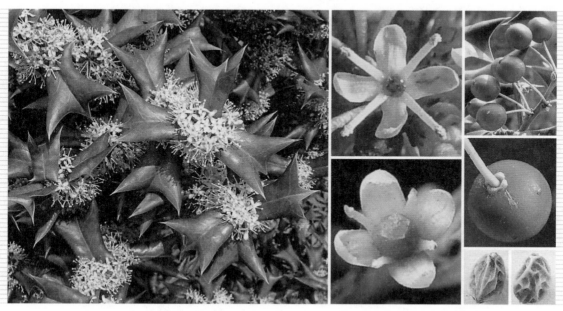

三十四、冬青科 Aquifoliaceae (The Holly Family)

*枸骨　Ilex cornuta Lindl. et Paxt.

常绿灌木。叶片厚革质，先端具3枚尖硬刺齿，两侧各具1～2刺齿，有时全缘。花4基数；雄花：花瓣基部合生；雌花：退化雄蕊具败育花药；柱头盘状，4浅裂。浆果状核果，花萼宿存；内果皮骨质，分核4，具皱纹和皱纹状纹孔。分布于江苏、上海、安徽、浙江、江西、湖北、湖南等省市。

干燥叶称"枸骨叶"，清热养阴，益肾，平肝。

Dry leaves for hemoptysis, dizziness, blurred vision and hypertension.

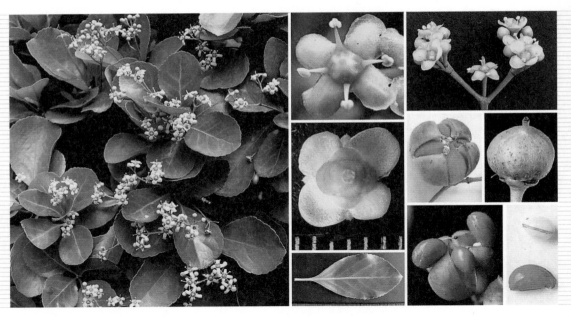

三十五、卫矛科 Celastraceae (The Bittersweet Family)

冬青卫矛（正木）**Euonymus japonicus** Thunb.

灌木。叶革质，倒卵形或椭圆形，长 3～5 cm，宽 2～3 cm，边缘具浅细钝齿；叶柄长约 1 cm。聚伞花序，花序梗压扁状；花瓣近卵圆形；花丝长 2～4 mm；子房 4 室，每室胚珠 2。蒴果近球状。种子椭圆状；假种皮橘红色，全部包裹种子。全国各地均有栽培。

干燥根入药，调经化瘀，利湿解毒。鲜叶亦入药。

Dry roots for medicine. Also, fresh leaves for medicine.

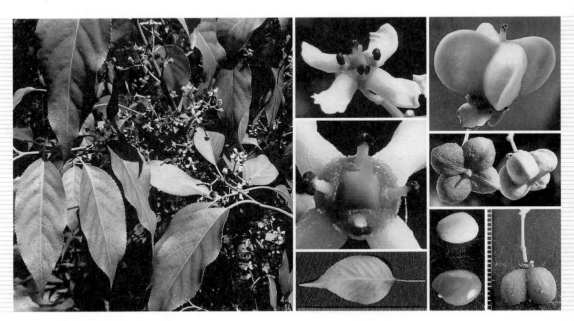

白杜（丝绵木）**Euonymus maackii** Rupr.

小乔木。叶对生，卵状椭圆形、卵圆形或窄椭圆形，先端长渐尖；叶柄常细长，常为叶片的 1/4～1/3。聚伞花序；花 4 数；花药紫红色；子房 4 室，每室胚珠 2。蒴果倒圆心状，4 浅裂，长 6～8 mm，直径 9～10 mm。假种皮橙红色。全国大部分省区均有分布。

干燥根或根皮入药，活血通络，祛风湿，补肾。

Dry roots or root bark for medicine.

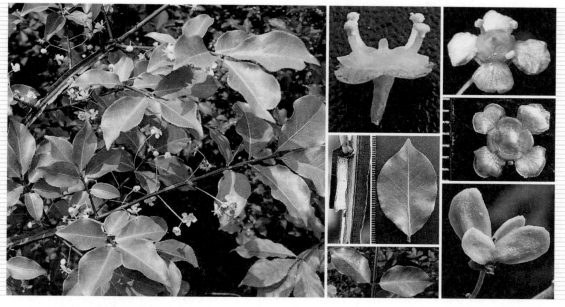

卫矛 **Euonymus alatus** (Thunb.) Sieb.

灌木。小枝常具2～4列宽阔木栓翅。叶对生，卵状椭圆形，长2～8 cm。聚伞花序1～3花；花4数；萼片半圆形；花瓣近圆形；雄蕊着生花盘边缘处，花丝长约1 mm；子房4室，每室胚珠2。蒴果1～4深裂，裂瓣椭圆状。假种皮橙红色。全国大部分省区均有分布。

干燥茎的翅状物称"鬼箭羽"，活血通经，散瘀止痛。

Dry winglike corks of branches for medicine.

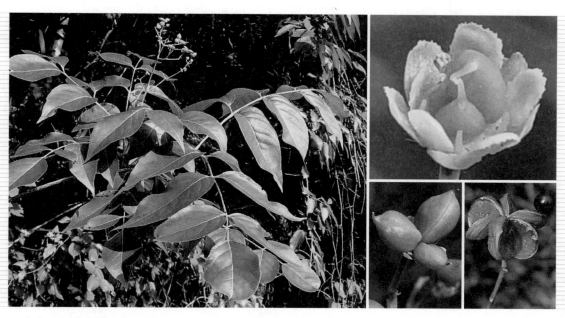

三十六、省沽油科Staphyleaceae (The Bladdernut Family)

野鸦椿 **Euscaphis japonica** (Thunb.) Kanitz

落叶小乔木或灌木。叶对生，奇数羽状复叶，小叶边缘有锯齿，齿端具腺体。圆锥花序。萼片5，宿存；花瓣5；花盘盘状；雄蕊5；心皮3，分离。蓇葖果。除西北各省区外，全国其他省区均有分布。

干燥根入药，祛风解表，清热利湿。干燥果实入药，祛风散寒，行气止痛，消肿散结。

Dry roots for medicine. Also, dry follicles for medicine.

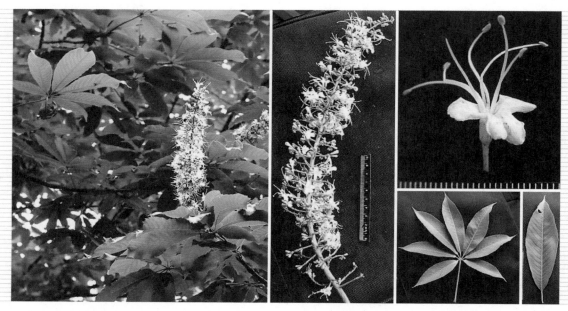

三十七、七叶树科 Hippocastanaceae (The Horse-chestnut Family)

*七叶树 Aesculus chinensis Bunge

落叶乔木。掌状复叶，小叶5～7，长圆状披针形至长圆状倒披针形，长8～16 cm，宽3～5 cm，边缘具细锯齿，小叶柄明显。花序圆筒形，基部直径常4～5 cm；花杂性，雄花与两性花同株；花萼管状钟形；花瓣4；雄蕊常6；子房上位。蒴果。河北、山西、河南、陕西及浙江等省有栽培。

干燥成熟种子称"娑罗子"，疏肝理气，和胃止痛。

Dry seeds for chest distress, abdominal distension and epigastric pain.

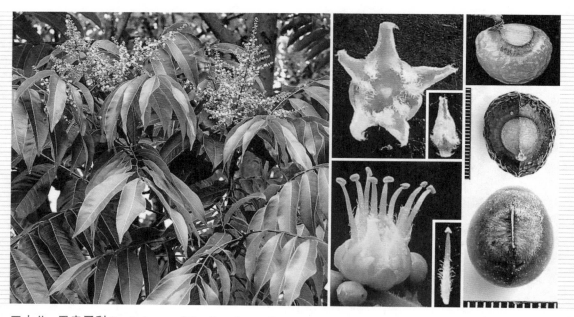

三十八、无患子科 Sapindaceae (The Soapberry Family)

无患子 Sapindus saponaria L. (*S. mukorossi* Gaertn.)

落叶乔木。偶数羽状复叶。花序顶生，圆锥形；花单性，辐射对称；萼片5；花瓣5，具长爪，内面基部具鳞片2；雄蕊8，花丝中部以下密被长柔毛；子房上位，3室。果皮肉质，发育分果爿近球形，直径2～2.5 cm，橙黄色，干时变黑。种脐线形。分布于我国东部、南部至西南部。

干燥种子入药，清热祛痰，消积杀虫。

Dry seeds for medicine.

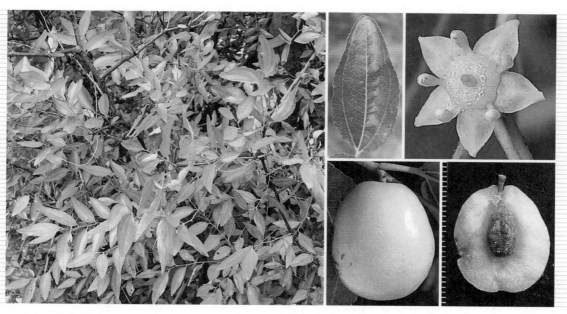

三十九、鼠李科 Rhamnaceae (The Coffeeberry Family)

*枣 Ziziphus jujuba Mill.

落叶小乔木。茎枝具刺。叶卵形或卵状椭圆形,边缘具圆齿状锯齿,基生三出脉。花5基数,单生或数朵形成聚伞花序,总花梗极短;花盘厚,肉质;子房下部与花盘合生,2室。核果直径1.5～2 cm,中果皮肉质,厚,核骨质,两端锐尖。全国大部分省区均有分布,各地广为栽培。

干燥成熟果实称"大枣",补中益气,养血安神。

Ripe and dry drupes for anorexia, lassitude and loose stools.

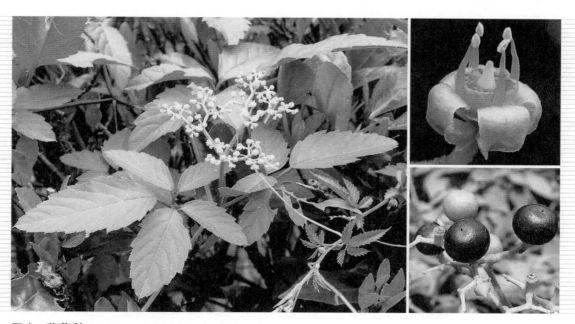

四十、葡萄科 Vitaceae (The Grape Family)

乌蔹莓 Cayratia japonica (Thunb.) Gagnep.

草质藤本。卷须2～3叉分枝,与叶对生。鸟足状5小叶,小叶椭圆状披针形,两面近无毛。复2歧聚伞花序,腋生;萼碟形,边缘全缘或波状;花瓣4;雄蕊4;子房下部与花盘合生。浆果有种子2～4枚。种子三角状倒卵形,腹部中棱脊突出,两侧洼穴呈半月形。分布于华东、华中、华南、西南及陕西等省区。

干燥带叶茎藤称"乌蔹莓",清热利湿,解毒消肿。

Dry stems with leaves for medicine.

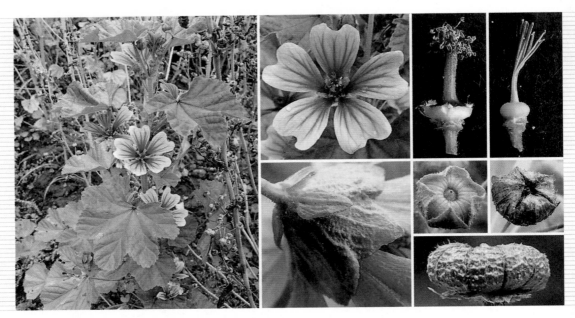

四十一、锦葵科 Malvaceae (The Mallow Family)

锦葵 **Malva sinensis** Cavan.

多年生草本。叶圆心形,具5～7圆齿状钝裂片。小苞片(副萼)3,分离;萼杯状,5裂,宿存;花瓣先端微缺;雄蕊柱被刺毛,花药1室;花柱分枝9～11,子房上位,9～11室,每室胚珠1。果扁圆形,分果爿9～11,背面网状,被柔毛。全国大部分省区均有分布。

干燥花或茎入药,清热利湿,理气通便。叶亦入药。

Dry flowers or stems for medicine. Also, leaves for medicine.

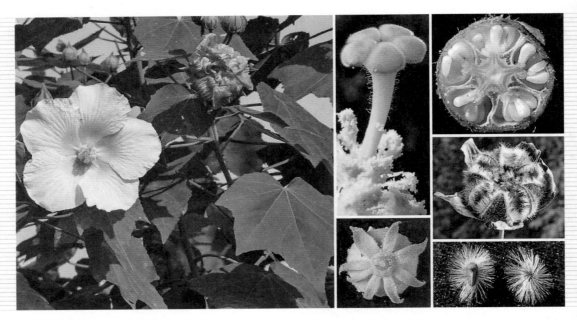

* 木芙蓉 Hibiscus mutabilis L.

落叶灌木或小乔木。叶宽卵形,常5～7裂,两面被星状毛。花单生,花梗长5～8 cm,近端具节;小苞片8,线形;萼裂片5;花瓣5;雄蕊柱无毛;花柱枝5,疏被毛。蒴果扁球形,被毛,室背开裂,果爿5。种子肾形,背面被长柔毛。全国大部分省区有分布,野生或栽培。

干燥叶称"木芙蓉叶",凉血,解毒,消肿,止痛。

Dry leaves for cough and scrofula; external use for carbuncles, boils and scald.

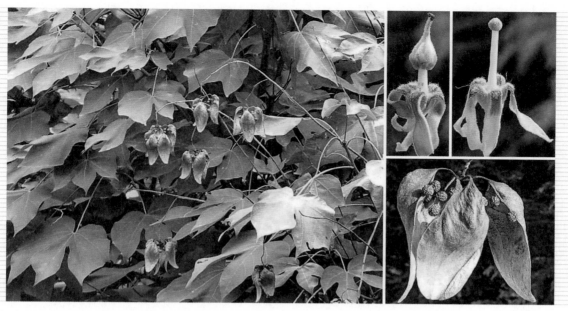

四十二、梧桐科 Sterculiaceae (The Cacao Family)

梧桐　**Firmiana platanifolia** (L. f.) Marsili

落叶乔木。叶掌状3～5裂。圆锥花序；花萼5深裂，裂片条形；无花瓣。雄花：雌雄蕊柄与萼裂片等长；退化子房甚小。雌花：子房圆球形，被毛，5室，基部围绕不育花药。蓇葖果膜质，成熟前开裂，叶状。种子球形，表面具皱纹。全国各地多有栽培。

干燥成熟种子称"梧桐子"，顺气和胃，消食。

Dry seeds for medicine.

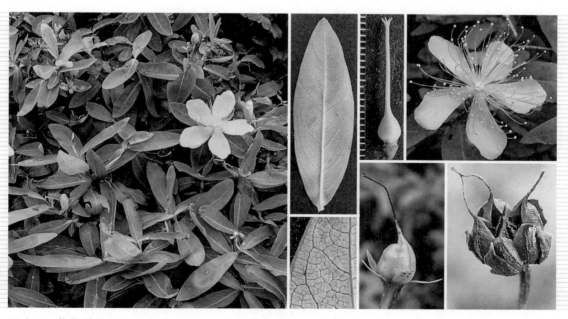

四十三、藤黄科 Guttiferae (The Mangosteen Family)

金丝桃　**Hypericum monogynum** L.

灌木。叶对生，叶片倒披针形至长圆形，有透明腺点，网脉可见。花序具1～15花；萼片5；花瓣5，黄色至金黄色；雄蕊多数联合成5束，花药背着，药隔上有腺体；子房上位，花柱5，合生几达顶端，远长于子房。蒴果，室间开裂。分布于浙江、河北、陕西、广东、四川及台湾等省区。

干燥全株入药，清热解毒，散瘀止痛，祛风湿。

Dry whole plants for medicine.

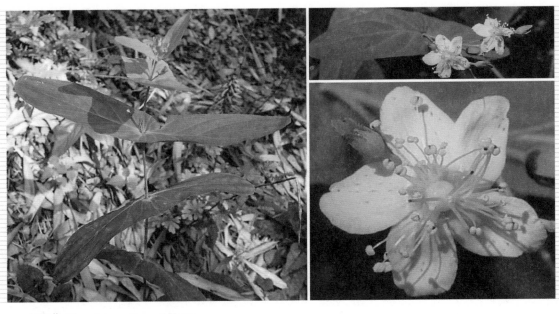

元宝草 Hypericum sampsonii Hance

多年生草本。叶对生,无柄,基部完全合生,茎贯穿其中心,背面具黑腺点。花序伞房状;萼片边缘疏生黑腺点;花瓣5,淡黄色;雄蕊多数,基部合生,形成3束,花药具黑腺点;子房上位,花柱3,分离。蒴果。分布于陕西至江南各省区。

干燥全草入药,凉血止血,清热解毒,活血调经,疏风通络。

Dry whole plants for medicine.

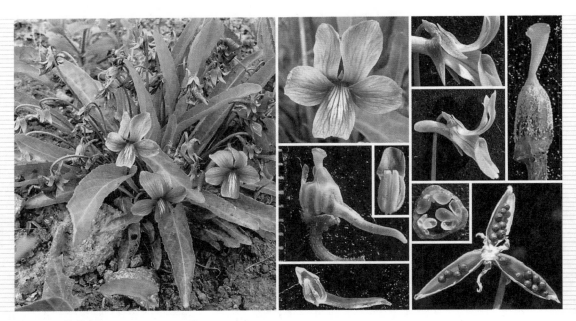

四十四、堇菜科 Violaceae(The Violet Family)

*紫花地丁 **Viola philippica** Cav. (*V. yedoensis* Makino)

多年生草本。叶基生,叶片三角状卵形或狭卵状披针形,托叶大部分与叶柄合生。萼片基部下延;花瓣5,下方1枚有距,距长4～8 mm;花丝极短,药隔顶端具附属物,下方2枚雄蕊背部具距;3心皮,侧膜胎座,柱头前方具短喙。蒴果。全国大部分地区均有分布。

干燥全草称"紫花地丁",清热解毒,凉血消肿。

Dry whole plants for carbuncles, boils, erysipelas and venomous snake-bite.

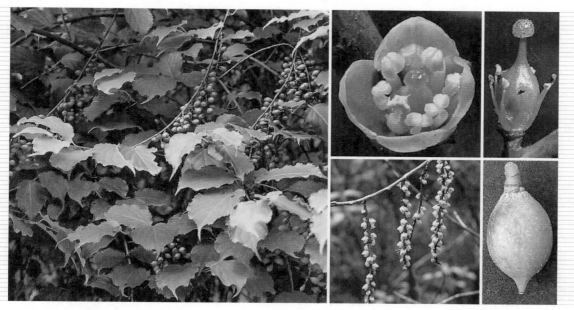

四十五、旌节花科 Stachyuraceae

* 中国旌节花 **Stachyurus chinensis** Franch.

　　落叶灌木。叶于花后发出，单叶互生，纸质，卵形，先端渐尖至短尾状渐尖，边缘具圆齿状锯齿。穗状花序腋生，下垂；小苞片2；萼片4；花瓣4，卵形；雄蕊8；子房上位，瓶状，被微柔毛，4室，每室胚珠多数，柱头头状。浆果。分布于浙江、湖南、陕西、河南、四川、广东等省区。

　　干燥茎髓称"小通草"，清热，利尿，下乳。

Dry stem pith for oliguria, urinary tract infection and galactostasis.

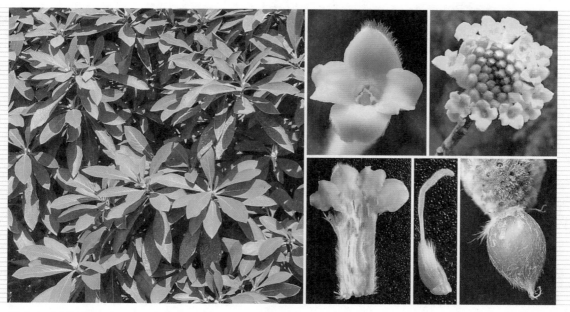

四十六、瑞香科 Thymelaeaceae (The Mezereum Family)

结香 **Edgeworthia chrysantha** Lindl.

　　灌木。叶在花前凋落，长圆形或倒披针形，两面被毛。头状花序；花萼外面密被丝状毛，内面无毛，黄色，顶端4裂；雄蕊8，2列；子房顶端被毛，1室，1胚珠，花柱线形，柱头棒状，具乳突，花盘浅杯状。果实绿色，顶端被毛。分布于河南、陕西及长江流域以南各省区。

　　干燥根入药，舒筋活络，润肺益肾。花及叶亦入药。

Dry roots for medicine. Also, flowers and leaves for medicine.

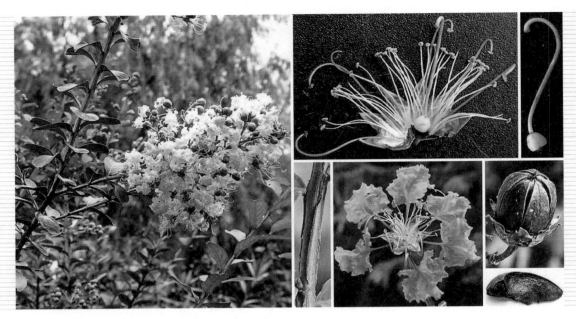

四十七、千屈菜科 Lythraceae (The Loosestrife Family)

紫薇 Lagerstroemia indica L.

落叶灌木或小乔木。小枝具4棱,略成翅状。叶互生或有时对生。顶生圆锥花序;花萼杯状,无棱,无毛,6裂,宿存;花瓣皱缩,具长爪,着生萼筒边缘;雄蕊36～42,外方6枚明显伸长;子房上位,无毛。蒴果室背开裂。种子有翅。全国大部分省区均有分布。

干燥树皮入药,活血,通淋,解毒。

Dry bark for medicine.

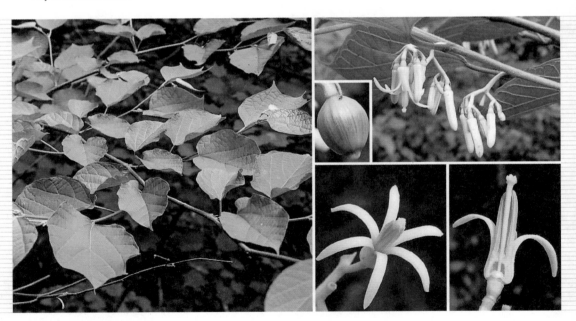

四十八、八角枫科 Alangiaceae

八角枫 Alangium chinense (Lour.) Harms

乔木或灌木。叶不分裂或3～7裂,叶柄长2.5～3.5 cm。聚伞花序有7～30花;花萼6～8裂;花瓣6～8,长1～1.5 cm;雄蕊与花瓣同数,药隔无毛;花盘近球形;子房下位,2室,每室胚珠1。核果,顶端有宿存萼齿及花盘。全国大部分省区均有分布。

干燥根或叶入药,祛风除湿,舒筋活络,散瘀止痛。花亦入药。

Dry roots or leaves for medicine. Also, flowers for medicine.

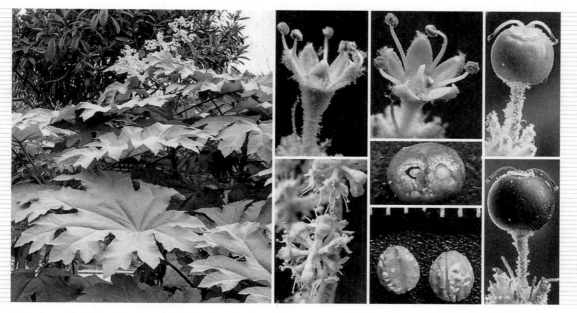

四十九、五加科 Araliaceae (The Ginseng Family)

*通脱木 Tetrapanax papyrifer (Hook.) K. Koch

常绿灌木或小乔木。叶掌状5～11裂,裂片常再2～3裂,密生星状厚绒毛;托叶与叶柄基部合生。伞形花序再组成圆锥花序;萼筒全缘;花瓣4～5;雄蕊与花瓣同数;花柱2,离生,子房下位,2室,每室胚珠1。浆果状核果,分核2。全国大部分省区均有分布。

干燥茎髓称"通草",清热利尿,通气下乳。

Dry stem pith for dysuria, edema, oliguria and lack of milk secretion.

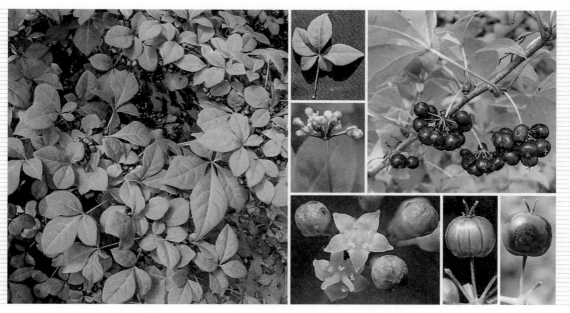

*五加 Acanthopanax gracilistylus W. W. Smith

灌木。枝蔓生状,节上常疏生反曲扁刺。掌状复叶小叶5,稀3～4,长枝上互生,短枝上簇生。伞形花序腋生或短枝上顶生;花萼几不分裂或具5小齿;花瓣5;子房2室,花柱2,离生或基部合生。果实扁球形,黑色;宿存花柱反曲。全国大部分省区均有分布。

干燥根皮称"五加皮",祛风除湿,补益肝肾,强筋壮骨,利水消肿。

Dry root bark for rheumatic or rheumatoid arthralgia and edema.

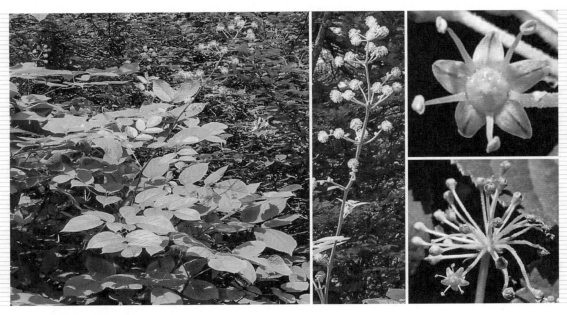

土当归 Aralia cordata Thunb.

多年生草本。二至三回羽状复叶，小叶片长圆状卵形，基部圆形至心形，边缘具粗锯齿。圆锥花序，分枝少，着生数个总状排列的伞形花序；花梗长 10～12 mm；萼齿5；花瓣5；花柱5，离生，子房下位，5室，每室胚珠1。果实具5棱。分布于安徽、湖北、江苏、福建、江西及台湾等省区。

干燥根状茎入药，祛风化湿，舒筋活络，活血止痛。

Dry rhizomes for medicine.

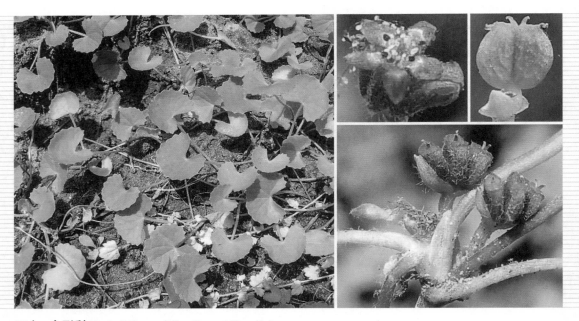

五十、伞形科 Umbelliferae (The Carrot Family)

*积雪草 Centella asiatica (L.) Urban

多年生草本。茎匍匐，细长，节上生根。叶片肾形或马蹄形，边缘具钝锯齿。单伞形花序2～4，聚生于叶腋；伞形花序有花3～4，花近无柄；苞片常2；花瓣5；子房下位。果实两侧扁压，圆球形，每侧具纵棱数条，棱间具明显小横脉，网状。分布于陕西、浙江、湖北、台湾、广东及四川等省区。

干燥全草称"积雪草"，清热利湿，解毒消肿。

Dry whole plants for jaundice, urolithiasis, traumatic injuries, carbuncles and boils.

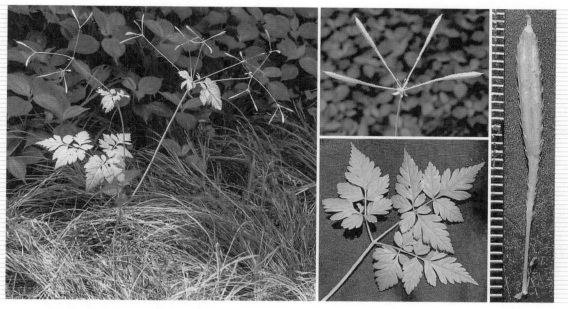

香根芹 Osmorhiza aristata (Thunb.) Makino et Yabe

多年生草本。主根圆锥形，具香气。叶片二至三回羽状分裂或二回三出式羽状复叶。复伞形花序，伞辐3～5；花瓣顶端具内曲的小舌片；子房被毛。双悬果线形或棍棒状，长1～2.2 cm，基部尾状尖，果棱具刺毛。我国东北、华东、华中及西南各省区均有分布。

干燥果实入药，解毒杀虫。

Dry fruits for medicine.

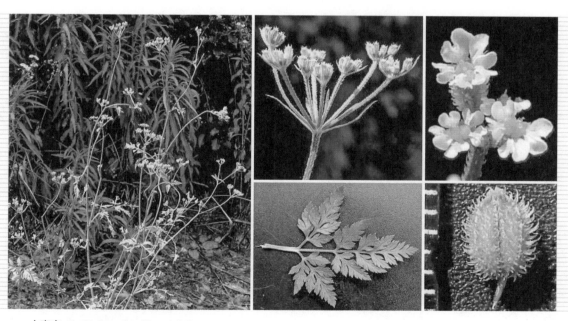

小窃衣 Torilis japonica (Houtt.) DC.

一年或多年生草本。叶片一至二回羽状分裂，两面疏生紧贴的粗毛。复伞形花序；总苞片3～6，通常线形；伞辐4～12；小总苞片线形或钻形；萼齿细小；花瓣顶端内折。双悬果圆卵形，长1.5～4 mm，具内弯或钩状皮刺，皮刺基部阔展。全国大部分省区均有分布。

干燥果实入药，活血消肿，收敛杀虫。

Dry fruits for medicine.

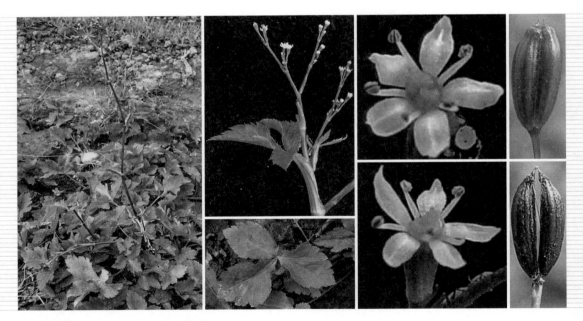

芫荽 **Coriandrum sativum** L.

一年生或二年生草本。基生叶片一至二回羽状全裂,羽片扇形半裂,茎生叶三回或多回羽状分裂,末回裂片狭线形。萼齿常大小不等;花瓣顶端具内凹的小舌片,伞形花序外缘的花瓣常具辐射瓣。果实圆球形,背面主棱及相邻的次棱明显。原产欧洲地中海地区,我国各地常有栽培。

干燥成熟果实称"芫荽子",发表,透疹,开胃。

Ripe and dry fruits for common cold, nasal congestion, anorexia and toothache.

鸭儿芹 **Cryptotaenia japonica** Hassk.

多年生草本。3小叶,边缘具不规则重锯齿。复伞形花序呈圆锥状,花序梗不等长,总苞片1;伞辐2～3,不等长;萼齿细小;花瓣顶端具内折的小舌片;子房下位,2室,每室胚珠1。分生果线状长圆形,主棱5条,圆钝,光滑。全国大部分地区均有分布。

干燥地上部分入药,祛风止咳,活血祛瘀。

Dry aerial parts for medicine.

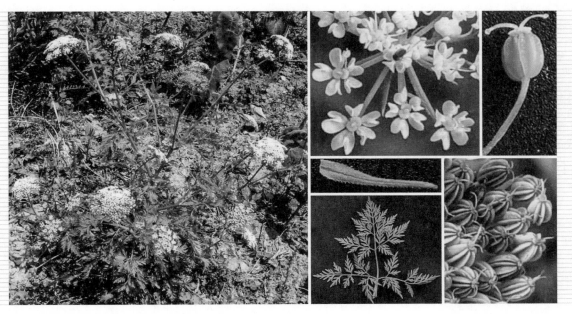

*蛇床 Cnidium monnieri (L.) Cuss.

一年生草本。叶片三角状卵形，二至三回三出式羽状全裂，末回裂片线形至线状披针形。复伞形花序；小总苞片线形，边缘具细睫毛；萼齿无；花瓣先端具内折小舌片；花柱基略隆起，花柱长达1～1.5 mm。分生果主棱5，均扩大呈翅状。全国大部分省区均有分布。

干燥成熟果实称"蛇床子"，燥湿祛风，杀虫止痒，温肾壮阳。

Ripe and dry fruits for impotence. Also, external use for eczema, vulval itching and trichomonas vaginitis.

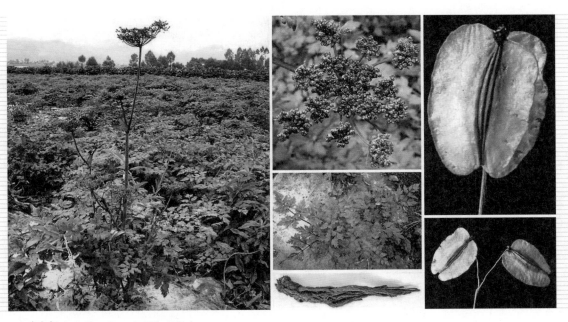

*当归 Angelica sinensis (Oliv.) Diels

多年生草本。根有浓郁香气。叶三出式二至三回羽状分裂，叶柄基部鞘状。复伞形花序，总苞片2。萼齿5；花瓣5；雄蕊5；子房下位，2室，每室胚珠1，花柱基圆锥形。果实背棱线形，隆起，侧棱成宽而薄的翅，成熟时两分生果分离。甘肃岷县栽培品质量好，云南、四川、陕西、湖北等省亦有栽培。

干燥根称"当归"，补血活血，调经止痛，润肠通便。

Dry roots for anemia, menstrual disorders, amenorrhea and constipation.

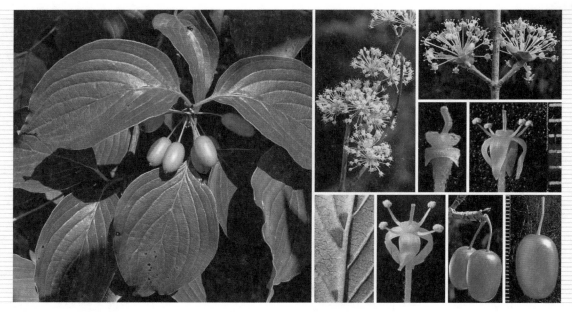

五十一、山茱萸科 Cornaceae (The Dogwood Family)

* 山茱萸 Cornus officinalis Sieb. et Zucc.

落叶乔木或灌木。叶对生，下面脉腋密生淡褐色丛毛。伞形花序具总苞片4；总花梗长约2 mm；花先叶开放；花萼裂片4，宽三角形；花瓣4；雄蕊4；花盘垫状；子房下位，1～2室，每室胚珠1，花托被贴生疏柔毛。核果长1.2～1.7 cm。分布于浙江、江苏、山东、甘肃、山西、河南等省。

干燥成熟果肉称"山茱萸"，补益肝肾，收涩固脱。

Ripe and dry sarcocarp for dizziness, impotence, seminal emission, enuresis, metrorrhagia and diabetes.

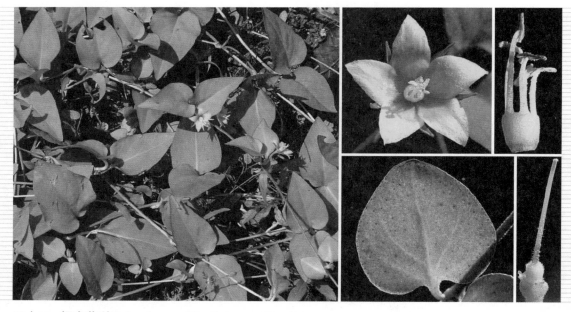

五十二、报春花科 Primulaceae (The Primrose Family)

点腺过路黄 Lysimachia hemsleyana Maxim.

草本。茎簇生，平铺地面，先端伸长呈鞭状。叶对生，两面均有褐色或黑色粒状腺点。花单生于茎中部叶腋，花梗长7～15 mm；花萼裂片狭披针形，被毛；花冠黄色，散生暗红色或褐色腺点；花丝下部合生呈筒状；子房卵珠形。蒴果。分布于陕西、四川、河南、湖北、江西、安徽、浙江等省。

干燥全草入药，清热解毒，利尿通淋，消肿散瘀。

Dry whole plants for medicine.

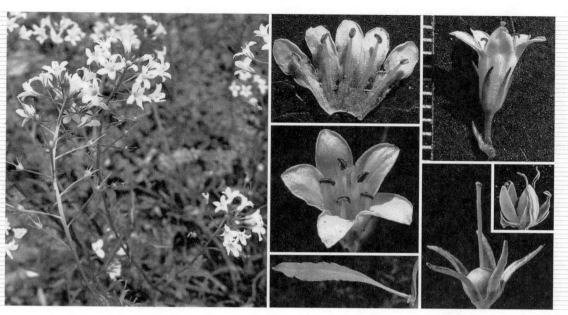

泽珍珠菜 Lysimachia candida Lindl.

一年生或二年生草本。茎直立。茎生叶常互生，叶片倒披针形，两面均有黑色或带红色小腺点。总状花序顶生；花萼5裂，宿存，裂片背面沿中肋两侧有黑色短腺条；花冠裂片在花蕾中旋转状排列；花丝贴生至花冠中下部；花柱细长。蒴果瓣裂。分布于陕西、河南、山东以及长江以南各省区。

干燥全草入药，清热解毒，消肿散结。

Dry whole plants for medicine.

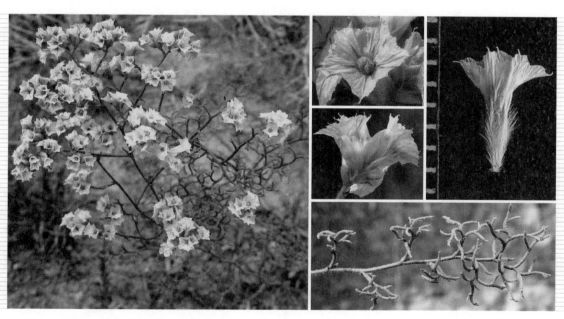

五十三、白花丹科 Plumbaginaceae (The Leadwort Family)

黄花补血草 Limonium aureum (L.) Hill

多年生草本。叶基生，常早落。花序圆锥状，花序轴下部的多数分枝成为不育枝；萼长5.5～6.5 mm，5裂，萼檐金黄色，萼筒密被长毛；花冠橙黄色，5裂；雄蕊5，与花冠裂片对生；子房上位，1室，胚珠1，花柱5，柱头丝状圆柱形。西北、华北及东北各省区常有分布。

干燥花入药，散风热，解毒，止痛。

Dry flowers for medicine.

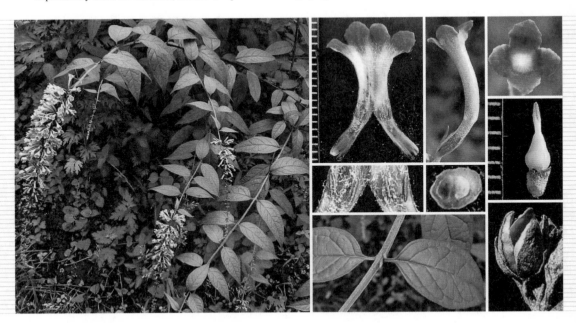

五十四、木犀科 Oleaceae (The Olive Family)

*女贞 Ligustrum lucidum Ait.

灌木或乔木。叶片常绿，革质，卵形或椭圆形，长6～17 cm，两面无毛，侧脉4～9对。圆锥花序顶生；花近无梗；萼齿不明显；花冠管与裂片近等长，裂片4，反折；雄蕊2；子房上位，2室，每室胚珠2。浆果状核果，肾形。分布于华南、西南、西北等地区。

干燥成熟果实称"女贞子"，滋补肝肾，明目乌发。

Ripe and dry fruits for dizziness, tinnitus and premature hair graying.

五十五、马钱科 Loganiaceae (The Logania Family)

醉鱼草 Buddleja lindleyana Fortune

灌木。小枝具四棱，棱上略有窄翅。叶常对生，叶片卵形至长圆状披针形。穗状聚伞花序顶生；花4数，紫色；花萼钟状，宿存；花冠内面被柔毛，花冠管弯曲；雄蕊着生于花冠管下部，与花冠裂片互生；子房上位，2室。蒴果室间开裂。分布于江苏、浙江、江西、湖南、广东、四川等省区。

干燥全草入药，祛风除湿，止咳化痰，散瘀，杀虫。

Dry whole plants for medicine.

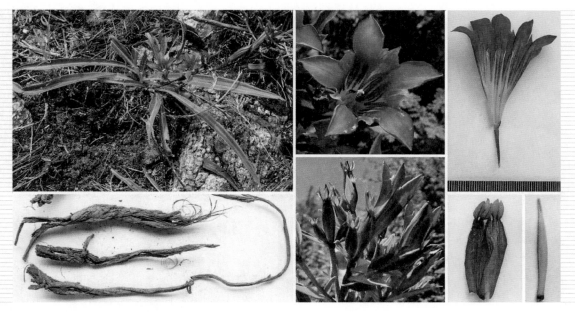

五十六、龙胆科 Gentianaceae (The Gentian Family)

长梗秦艽 Gentiana waltonii Burk.

多年生草本。基生叶线状披针形,茎生叶卵状椭圆形至披针形。聚伞花序排成疏松的花序;花梗斜伸,紫红色,长达7 cm;萼筒紫红色,一侧开裂呈佛焰苞状,裂片5,不整齐,绿色,外反;花冠5裂;雄蕊5;子房柄长4～5 mm。蒴果。分布于西藏。

干燥根或花入药,清热,消炎。

Dry roots or flowers for medicine.

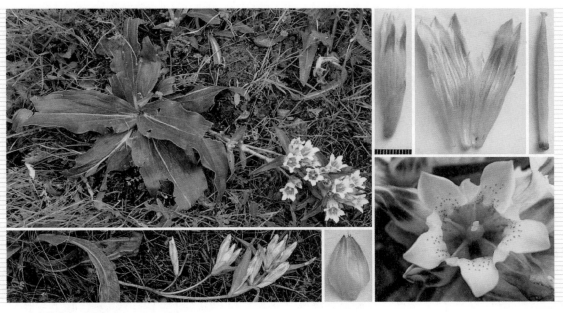

*麻花艽 Gentiana straminea Maxim.

多年生草本。茎基部被枯存的纤维状叶鞘包裹。基生叶宽披针形或卵状椭圆形;茎生叶小,线状披针形至线形。聚伞花序顶生及腋生,花疏松排列。花萼黄绿色或略带紫色,一侧开裂呈佛焰苞状,萼齿2～5,不整齐,钻形或线形;花冠黄绿色,喉部具绿色斑点;雄蕊5;子房有柄。蒴果。分布于甘肃、青海、宁夏、西藏、四川及湖北等地。

干燥根称"秦艽",祛风湿,清湿热,止痹痛,退虚热。

Dry roots for rheumatic or rheumatoid arthralgia and jaundice.

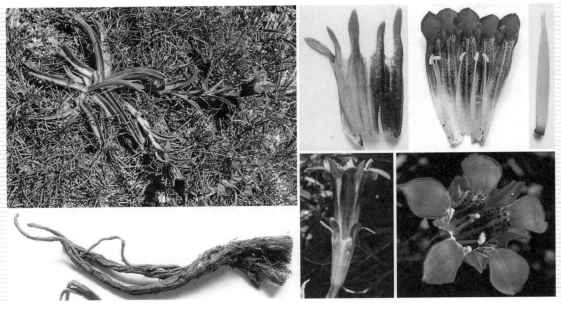

全萼秦艽 Gentiana lhassica Burk.

多年生草本。茎基部被枯存的纤维状叶鞘包裹。基生叶狭椭圆形或线状披针形,茎生叶椭圆形。常单花顶生;无花梗或花梗长至2.5 cm;花萼筒一侧不开裂,花萼裂片5,近整齐,狭椭圆形,基部狭缩;花冠蓝色或内面淡蓝色。蒴果无柄。分布于西藏及青海。

干燥根或花入药,清热,消炎。

Dry roots or flowers for medicine.

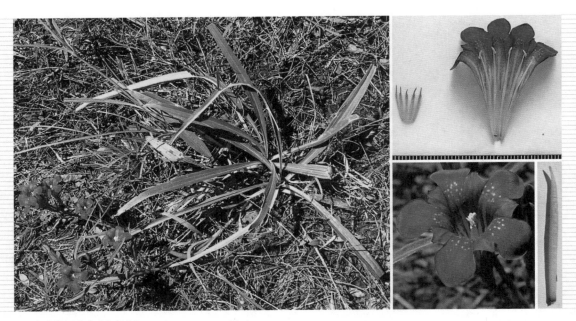

*达乌里秦艽(小秦艽)Gentiana dahurica Fisch.

多年生草本,植株高10～25 cm。茎基部被枯存的纤维状叶鞘包裹。基生叶披针形或线状椭圆形,茎生叶线状披针形至线形。聚伞花序顶生及腋生,花稀疏。花萼裂片5,不整齐,线形或锥形;花冠蓝紫色,常具黄绿色斑点;雄蕊5;子房无柄。蒴果。分布于四川及西北、华北、东北等地区。

干燥根称"秦艽",祛风湿,清湿热,止痹痛,退虚热。

Dry roots for rheumatic or rheumatoid arthralgia and jaundice.

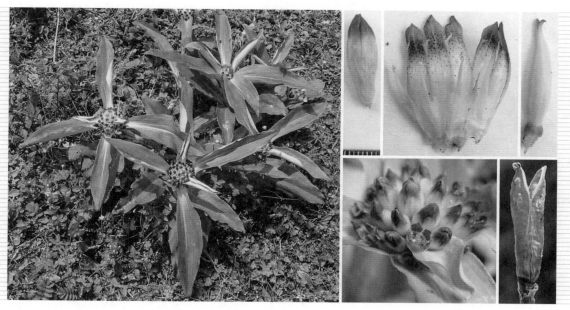

***粗茎秦艽 Gentiana crassicaulis** Duthie ex Burk.

多年生草本。茎基部被枯存的纤维状叶鞘包裹。基生叶卵状椭圆形或狭椭圆形；茎生叶与基生叶相似，最上部叶密集呈苞叶状包被花序。花多数，在茎顶簇生呈头状，稀腋生呈轮状。花冠长 2～2.2 cm，筒部黄白色，檐部蓝紫色。蒴果。分布于云南、四川、西藏、青海、甘肃及贵州。

干燥根称"秦艽"，祛风湿，清湿热，止痹痛，退虚热。

Dry roots for rheumatic or rheumatoid arthralgia and jaundice.

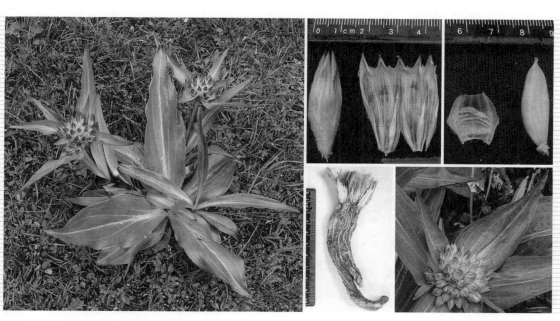

西藏秦艽 Gentiana tibetica King ex Hook. f.

多年生草本。茎基部被枯存的纤维状叶鞘包裹。基生叶卵状椭圆形；茎生叶卵状椭圆形至卵状披针形，愈向茎上部叶愈大，至最上部叶密集呈苞叶状包被花序。花多数，无花梗，簇生枝顶呈头状或腋生呈轮状；花冠长 2.6～2.8 cm。蒴果。分布于西藏。

干燥根或花入药，散风祛湿，清热利胆，舒筋止痛。

Dry roots or flowers for medicine.

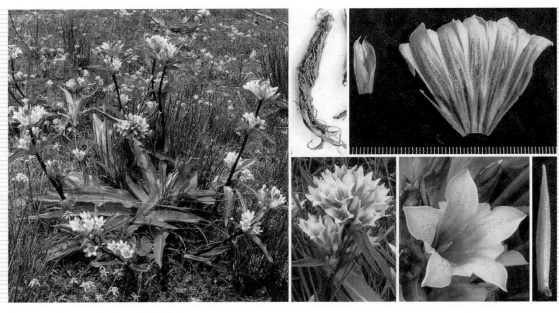

粗壮秦艽 Gentiana robusta King ex Hook. f.

多年生草本。茎基部被枯存的纤维状叶鞘包裹。枝少数丛生,粗壮。基生叶卵状椭圆形,茎生叶披针形。花多数,无花梗,簇生枝顶呈头状或腋生呈轮状;花萼长为花冠的1/2,萼筒一侧开裂呈佛焰苞状,萼齿常5,丝状。蒴果。分布于西藏。

干燥根或花入药,散风祛湿,清热利胆,舒筋止痛。

Dry roots or flowers for medicine.

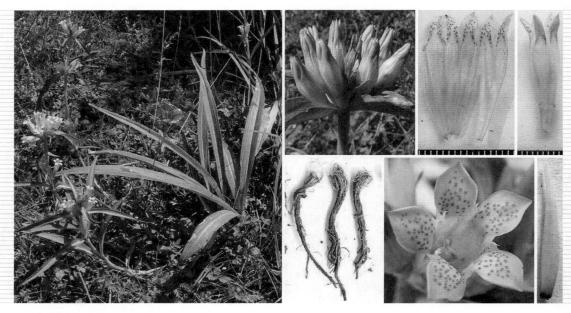

黄管秦艽 Gentiana officinalis H. Smith

多年生草本。茎基部被枯存的纤维状叶鞘包裹。基生叶披针形或线状披针形,茎生叶线状披针形。花多数,簇生茎顶呈头状或腋生呈轮状。花萼长约为花冠的1/4,一侧开裂呈佛焰苞状,萼齿5,不明显或钻形;花冠管黄绿色,裂片乳白色,内面有绿色斑点;雄蕊5;子房无柄。蒴果。分布于甘肃、青海及四川等地。

干燥根或花入药,散风祛湿,清热利胆,舒筋止痛。

Dry roots or flowers for medicine.

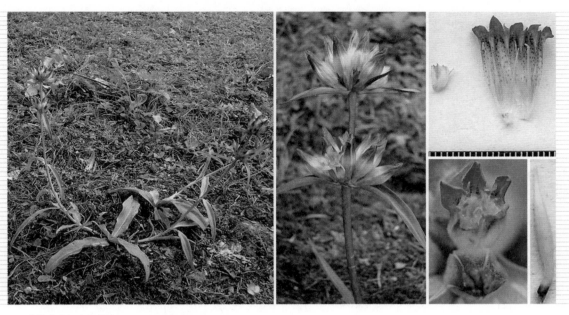

*秦艽（大叶秦艽）**Gentiana macrophylla** Pall.

多年生草本。茎基部被枯存的纤维状叶鞘包裹。基生叶卵状椭圆形或狭椭圆形，茎生叶椭圆状披针形或狭椭圆形。花多数，簇生茎顶呈头状或腋生呈轮状。花萼一侧开裂呈佛焰苞状，萼齿5，锥形；花冠筒部黄绿色，冠檐蓝色或蓝紫色；雄蕊5；子房无柄。蒴果。分布于甘肃、新疆、陕西、宁夏、山西、河北、河南、内蒙古、四川及东北地区。

干燥根称"秦艽"，祛风湿，清湿热，止痹痛，退虚热。

Dry roots for rheumatic or rheumatoid arthralgia and jaundice.

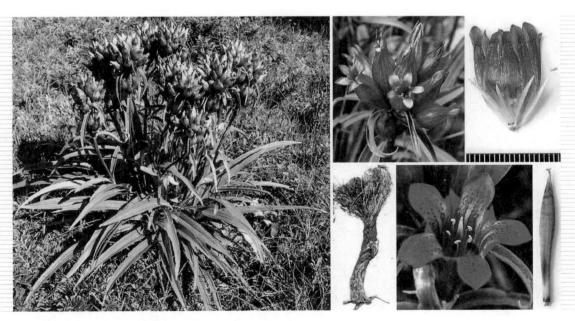

管花秦艽 Gentiana siphonantha Maxim. ex Kusnez.

多年生草本。茎基部被枯存的纤维状叶鞘包裹。基生叶线形或线状披针形，茎生叶与基生叶相似而略小。花多数，簇生茎顶呈头状或腋生呈轮状。花萼小，萼齿不整齐，丝状或钻形；花冠深蓝色，内面有斑点；雄蕊5；子房有柄。蒴果。分布于甘肃、青海、宁夏及四川等地。

干燥根或花入药，清热，消炎。

Dry roots or flowers for medicine.

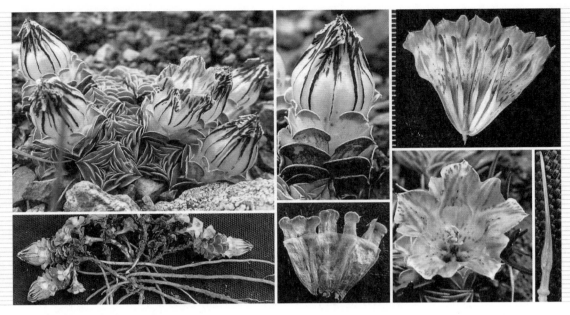

乌奴龙胆 Gentiana urnula H. Smith

多年生草本。具发达的匍匐茎。枝多数，极低矮，节间短缩。叶对生，密集，覆瓦状排列，边缘厚软骨质，叶柄膜质。花萼裂片5，与叶同形，较小；花冠5裂，褶整齐；雄蕊5；子房上位，柄长4～5 mm，柱头2裂。蒴果。种子长2.3～2.5 mm，表面具蜂窝状网隙。分布于西藏、青海。

干燥全草入药，清热解毒，止泻。

Dry whole plants for medicine.

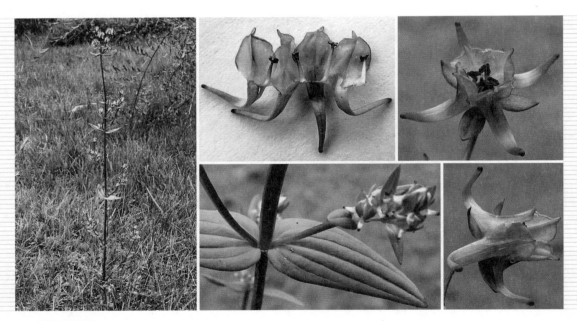

椭圆叶花锚 Halenia elliptica D. Don

一年生草本。茎生叶对生，卵形、椭圆形或卵状披针形，叶脉5条。聚伞花序；花萼4裂，裂片椭圆形或卵形；花冠裂片卵圆形，距长5～6 mm，向外水平开展，末端内藏蜜腺；雄蕊4；子房上位，1室，胚珠多数，柱头2裂。蒴果。分布于甘肃、青海、新疆、西藏、贵州、山西、辽宁及湖南等省区。

干燥全草入药，清肝利胆，清热解毒。

Dry whole plants for medicine.

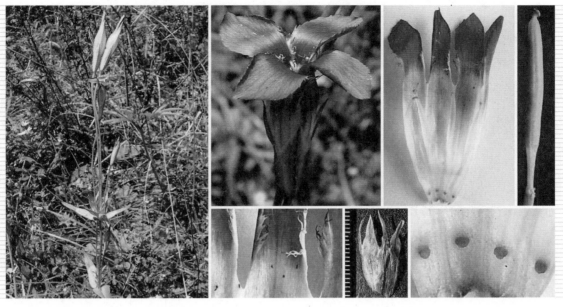

湿生扁蕾 Gentianopsis paludosa (Hook. f.) Ma

一年生草本。茎单生。基生叶匙形,茎生叶椭圆状披针形。花单生;花萼长为花冠1/2,裂片4,外对狭三角形,内对卵形,全部裂片具膜质边缘;花冠宽筒形,裂片下部两侧具细条裂齿;腺体4,近球形;雄蕊4;子房具柄。蒴果。分布于西南、西北及华北等地区。

干燥全草入药,清肝利胆,清热解毒。

Dry whole plants for medicine.

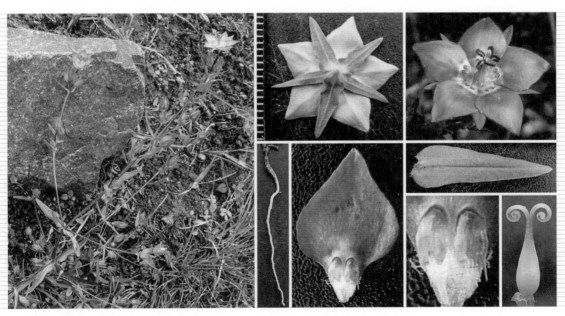

毛萼獐牙菜 Swertia hispidicalyx Burk.

一年生草本。主根明显。茎基部多分枝,斜升。基生叶花期枯萎,茎生叶边缘具短硬毛。圆锥状复聚伞花序;萼裂片边缘具短硬毛;花冠裂片基部具腺窝2,腺窝倒向囊状,边缘具柔毛状流苏;花丝扁平;子房无柄,柱头2裂。蒴果。分布于我国西藏。

干燥全草入药,清热解毒,疏肝利胆。

Dry whole plants for medicine.

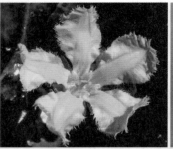

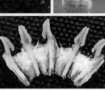

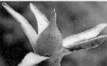

荇菜 Nymphoides peltatum (Gmel.) O. Kuntze

多年生水生草本。茎多分枝。上部叶对生，叶片漂浮，近革质，卵圆形。花簇生节上；花萼5裂；花冠裂片边缘宽膜质，具不整齐的细条裂齿，冠筒喉部具5束长柔毛；雄蕊5；子房1室，柱头2裂；黄色腺体5，环绕子房基部。蒴果。全国大部分省区均有分布。

干燥全草入药，发汗，透疹，清热，利尿。

Dry whole plants for medicine.

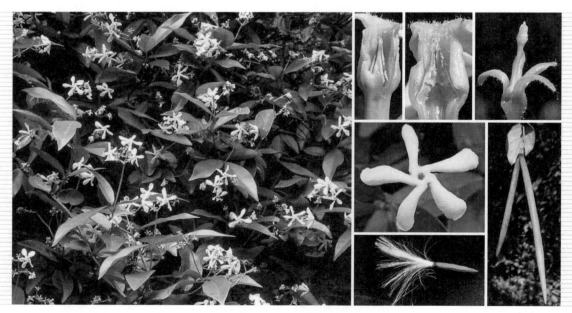

五十七、夹竹桃科 Apocynaceae (The Dogbane Family)

*络石 Trachelospermum jasminoides (Lindl.) Lem.

常绿木质藤本，具乳汁。叶革质。聚伞花序；花萼5深裂，裂片顶部反卷；花冠筒圆筒形，中部膨大；雄蕊5，着生在花冠筒中部，花丝分离，花药腹部粘生在柱头上；花盘5全裂；2心皮，离生。蓇葖双生，叉开。种子顶端具毛。全国大部分省区均有分布。

干燥带叶藤茎称"络石藤"，祛风通络，凉血消肿。

Dry stems with leaves for rheumatic arthritis, throat inflammation, traumatic injuries, carbuncles and boils.

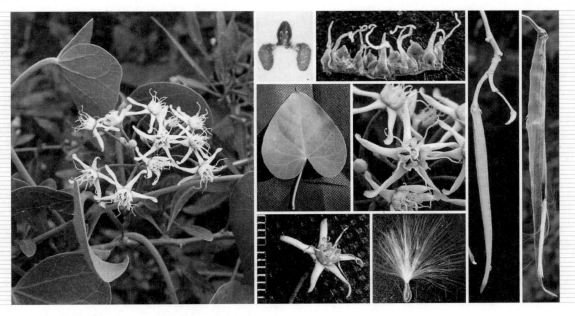

五十八、萝藦科 Asclepiadaceae (The Milkweed Family)

鹅绒藤 Cynanchum chinense R. Br.

缠绕草本。叶宽三角状心形。伞形聚伞花序；花萼5裂；花冠裂片长圆状披针形，两面无毛；副花冠杯状，上端裂成10个丝状体，分为2轮，内轮略短；花粉块每室1，下垂；心皮2，离生。蓇葖果细圆柱状。种子长圆形，具种毛。分布于甘肃、宁夏、河北、山西、辽宁、浙江等省区。

干燥根入药，清热解毒，消积健胃，利水消肿。白色乳汁亦入药。
Dry roots for medicine. Also, the milky latex for medicine.

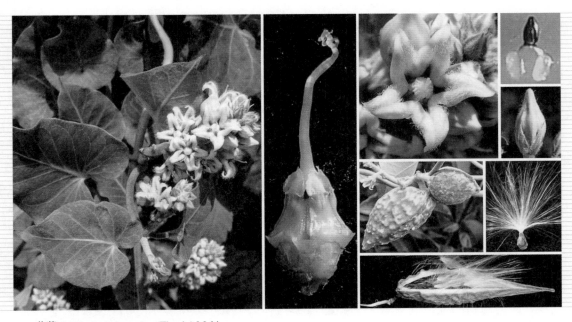

萝藦 Metaplexis japonica (Thunb.) Makino

多年生草质藤本，具乳汁。花蕾圆锥状，顶端尖；花冠裂片内面被柔毛；副花冠环状，短5裂；花丝联合，花药顶端具膜片，花粉器具一着粉腺及2枚下垂的花粉块；心皮2，离生，柱头延伸成一长喙。蓇葖无毛。种子顶端具绢质种毛。全国大部分地区有分布。

干燥成熟果壳称"天浆壳"，宣肺化痰，止咳平喘，透疹。干燥地上部分称"萝藦藤"，补肾强壮。
Ripe and dry pericarps for medicine. Also, dry aerial parts for medicine.

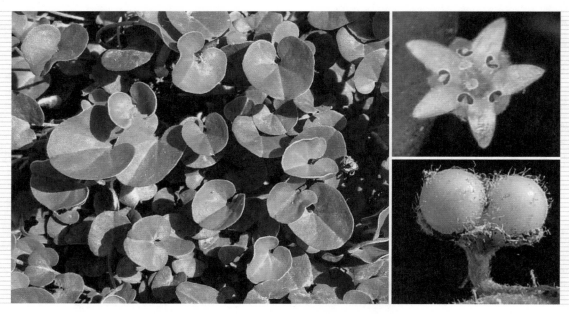

五十九、旋花科 Convolvulaceae (The Morning-glory Family)

马蹄金 Dichondra repens Forst.

多年生匍匐小草本,茎细长,被毛。叶肾形至圆形,背面有贴生短柔毛。花单生叶腋;萼片5,背面被毛,宿存;花冠钟状,深5裂;雄蕊5;子房被毛,深2裂,2室,花柱2。蒴果具2分果,近球形,被毛。我国长江以南各省区均有分布。

干燥全草称"马蹄金",祛风利湿,清热解毒。

Dry whole plants for medicine.

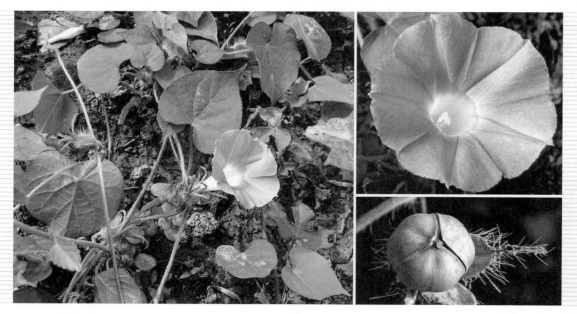

＊圆叶牵牛 Pharbitis purpurea (L.) Voigt

一年生缠绕草本;茎上被倒向的短柔毛,杂有长硬毛。叶圆心形或宽卵状心形,两面被刚伏毛。萼片5,近等长,外面均被硬毛,宿存;花冠漏斗状;雄蕊5,花丝基部被柔毛;子房无毛,3室,每室胚珠2,花柱1,柱头头状。蒴果3瓣裂。原产热带美洲;全国大部分地区均有栽培,或沦为野生。

干燥成熟种子称"牵牛子",泻水通便,消痰涤饮,杀虫攻积。

Dry seeds for anasarca, constipation, oliguria, cough, ascariasis and taeniasis.

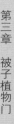

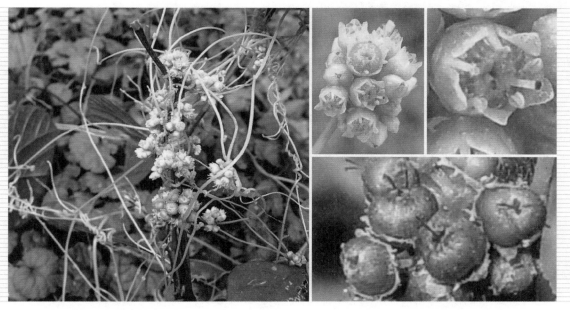

* **南方菟丝子 Cuscuta australis** R. Br.

寄生草本。茎缠绕,黄色。无叶。花萼5裂;花冠5裂;雄蕊5,着生于花冠裂片弯缺处;花冠管内面雄蕊之下具5枚边缘流苏状的鳞片;子房上位,2室,每室胚珠2,花柱2,柱头球形。蒴果,下半部为宿存花冠包被。全国大部分省区均有分布。

干燥成熟种子称"菟丝子",补益肝肾,固精缩尿,安胎,明目,止泻;外用消风祛斑。

Dry seeds for impotence, seminal emission, enuresis, blurred vision and diarrhea; external use for vitiligo.

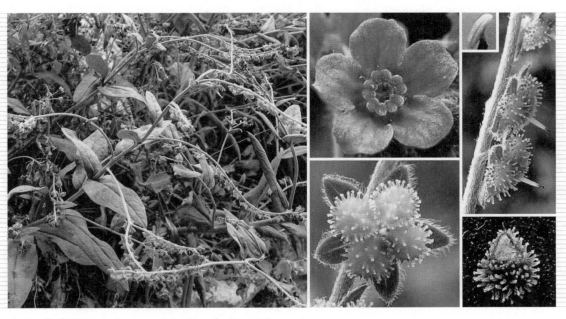

六十、紫草科 Boraginaceae (The Borage Family)

倒提壶(蓝布裙) Cynoglossum amabile Stapf et Drumm.

多年生草本。叶两面密生短柔毛。花序锐角分枝;花冠喉部具5个梯形附属物;雄蕊5;子房4裂,花柱自子房裂片间基部生出。小坚果长3~4 mm,密生锚状刺,边缘锚状刺基部连合,形成翅状边,腹面中部以上具三角形着生面。分布于云南、贵州、西藏、四川及甘肃等省区。

干燥地上部分入药,清热利湿,散瘀止血,止咳。

Dry aerial parts for medicine.

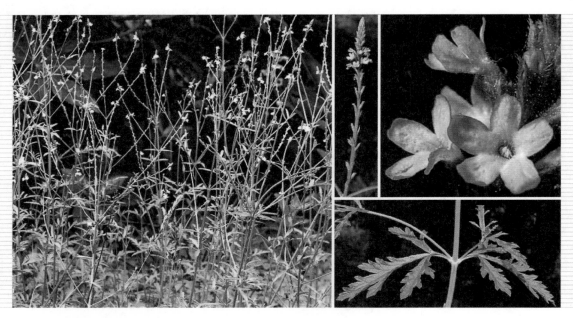

六十一、马鞭草科 Verbenaceae (The Vervain Family)

*马鞭草 Verbena officinalis L.

多年生草本。茎四棱形。叶片卵圆形或长卵状披针形,常3深裂,裂片边缘有不整齐锯齿,两面均有硬毛。穗状花序细长;苞片线状披针形,具硬毛。花萼具5齿,被硬毛;花冠淡紫至蓝色,5裂;雄蕊4,2强。果实长圆形,成熟时4瓣裂。全国大部分地区均有分布。

干燥地上部分称"马鞭草",活血散瘀,解毒,利水,退黄,截疟。

Dry aerial parts for amenorrhea, dysmenorrhea, throat inflammation, edema and malaria.

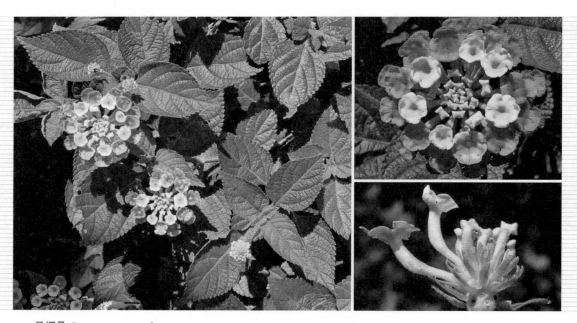

马缨丹 Lantana camara L.

灌木。茎四方形,具倒钩刺。单叶对生。花序头状;花萼管状,顶端具极短的齿;花冠黄色或橙黄色,逐渐转为深红色,花冠管细长;雄蕊4,着生于花冠管中部,内藏;子房上位,无毛,2室,每室胚珠1。原产美洲热带地区,我国台湾、广东等省区有栽培。

干燥根入药,清热解毒,散结止痛。枝叶亦入药。

Dry roots for medicine. Also, stems and leaves for medicine.

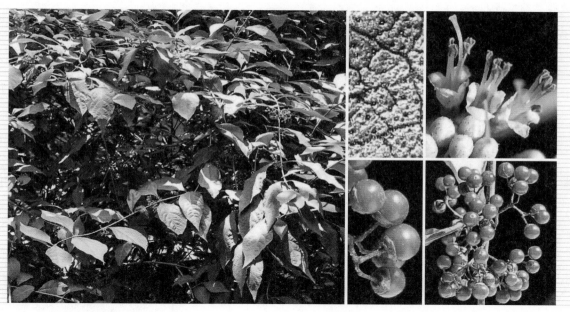

紫珠 Callicarpa bodinieri Lévl.

灌木。叶对生,叶片椭圆形,下面被星状毛,两面密生暗红色腺点。聚伞花序4～5次分枝;花萼外被星状毛和暗红色腺点;花冠4裂;雄蕊4,着生于花冠管基部,花丝明显长于花冠,药室纵裂;子房上位,4室。核果紫色。分布于浙江、安徽、湖北、江西、河南、云南及广东等省区。

干燥根入药,收敛止血,清热解毒。叶亦入药。

Dry roots for medicine. Also, leaves for medicine.

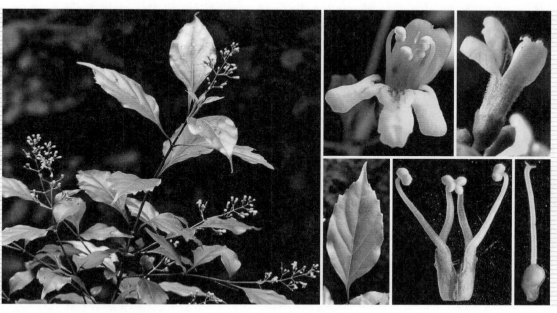

豆腐柴 Premna microphylla Turcz.

直立灌木。单叶对生,叶卵状披针形,基部下延至叶柄两侧。聚伞花序组成顶生塔形的圆锥花序;花萼杯状,近整齐的5浅裂;花冠淡黄色,长约7 mm,近二唇形;雄蕊4,2长2短;子房上位,柱头2裂。核果。分布于华东、中南、华南及西南等地。

新鲜或干燥根入药,清热解毒,收敛止血,祛风湿。新鲜或干燥叶亦入药。

Fresh or dry roots for medicine. Also, fresh or dry leaves for medicine.

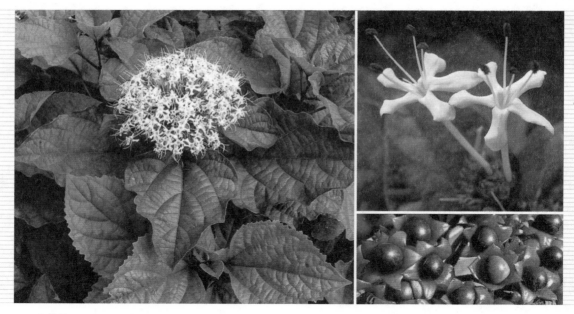

臭牡丹 Clerodendrum bungei Steud.

灌木，植株有臭味。叶常对生，叶片宽卵形或卵形，边缘有锯齿，背面散生腺点，基部脉腋有数个盘状腺体。伞房状聚伞花序顶生，密集；花萼被短柔毛及盘状腺体，5裂，萼齿三角形或狭三角形；花冠淡红色或紫红色，5裂，花冠管长2～3 cm；雄蕊4；柱头2裂。浆果状核果蓝黑色，宿萼深红色，部分包被果实。分布于浙江、江苏、安徽、江西、广西及华北、西南、西北等地。

干燥根入药，祛风，利湿，行气，降血压。叶亦入药。

Dry roots for medicine. Also, leaves for medicine.

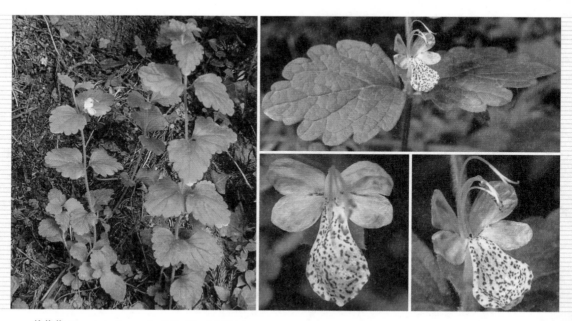

单花莸 Caryopteris nepetaefolia (Benth.) Maxim.

多年生草本。茎方形。叶对生，叶片宽卵形至近圆形，边缘具4～6对钝齿。单花腋生；花萼杯状，5裂，裂片卵圆形至卵状披针形；花冠5裂，二唇形，下唇中裂片较大，全缘；雄蕊4；子房上位，不完全4室，每室胚珠1。蒴果。分布于浙江、安徽、江苏、福建。

干燥全草入药，清热解表，利尿止血，镇痛。

Dry whole plants for medicine.

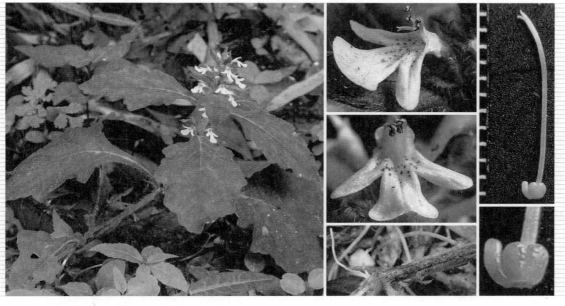

六十二、唇形科 Labiatae (The Mint Family)

*金疮小草 Ajuga decumbens Thunb.

一或二年生草本，具匍匐茎。基生叶较多；叶片匙形。轮伞花序排列呈穗状花序，上部苞叶披针形；萼齿5，狭三角形；花冠筒基部略膨大，上唇短，直立，顶端微缺，下唇宽大，3裂；雄蕊4，2强；花柱先端2浅裂，花盘前面指状膨大。分布于长江以南各省区。

干燥全草称"筋骨草"，清热解毒，凉血消肿。

Dry whole plants for sore throat, hemoptysis and traumatic injuries.

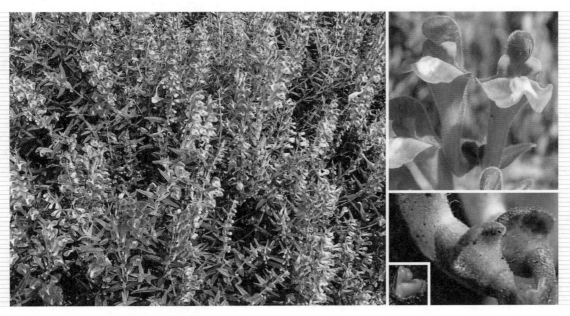

*黄芩 Scutellaria baicalensis Georgi

多年生草本。叶披针形，下面具凹腺点。花序顶生，常聚成圆锥花序；花萼上唇具盾片；花冠管近基部明显膝曲，冠檐二唇形，上唇盔状，下唇3裂，中裂片三角状卵圆形，侧裂片向上唇靠合；雄蕊4，前对较长，具半药，后对具全药，药室裂口具髯毛；子房具子房柄。分布于东北、华北、西北及山东、四川等省区。

干燥根称"黄芩"，清热燥湿，泻火解毒，止血，安胎。

Dry roots for nausea, acute dysentery, jaundice, epistaxis, threatened abortion, carbuncles and boils.

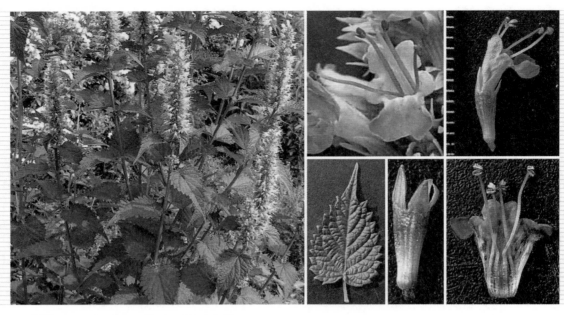

藿香 Agastache rugosa (Fisch. et Mey.) O. Ktze.

多年生草本。叶心状卵形,边缘具粗齿。轮伞花序多花,组成顶生密集的圆筒形穗状花序;花萼具5齿,前2齿稍短;花冠二唇形,下唇3裂,中裂片较宽大,边缘波状,侧裂片半圆形;雄蕊2对,不互相平行,后对前倾,较长;子房裂片顶部有毛。全国各地均有分布,常见栽培。

未开花的新鲜或干燥地上部分称"藿香",祛暑解表,化湿和胃。

Fresh or dry aerial parts before flowering for medicine.

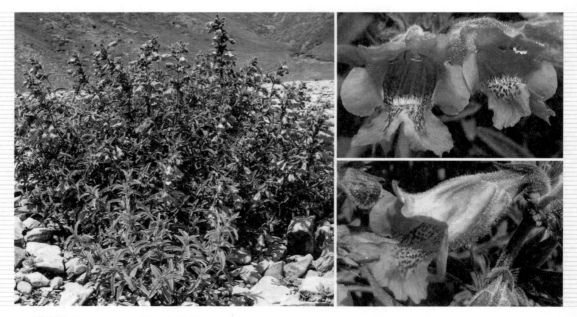

藏荆芥 Nepeta angustifolia C. Y. Wu

多年生草本。叶线状披针形,全缘或疏生1～3对锯齿,两面均具微柔毛及腺点。轮伞花序腋生。花萼后方3齿三角形,先端具刺尖,前方2齿下弯,披针状三角形,具硬刺尖;花冠紫色,上唇2裂,下唇3裂,中裂片浅2裂,上面具髯毛及紫色斑点;雄蕊4,后对较长,花丝先端有附属器,花药2室,水平叉开。分布于西藏。

干燥全草入药,开窍醒神。

Dry whole plants for medicine.

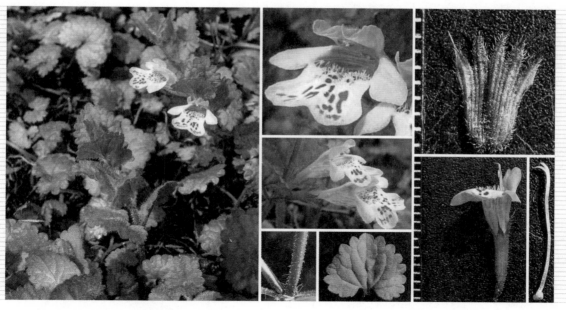

*活血丹 **Glechoma longituba** (Nakai) Kupr.

　　草本,具匍匐茎。茎、叶常被毛。叶心形,边缘具粗锯齿状圆齿。萼齿卵状三角形,先端芒状;花冠筒直立,雌花花冠筒较短,两性花花冠筒较长,上部渐膨大呈钟状,上唇2裂,下唇具深色斑点,中裂片最大,肾形;雄蕊4,后对较长。全国大部分地区均有分布。

　　干燥地上部分称"连钱草",利湿通淋,清热解毒,散瘀消肿。

Dry aerial parts for urinary tract infection, jaundice, urolithiasis, traumatic injuries, carbuncles and boils.

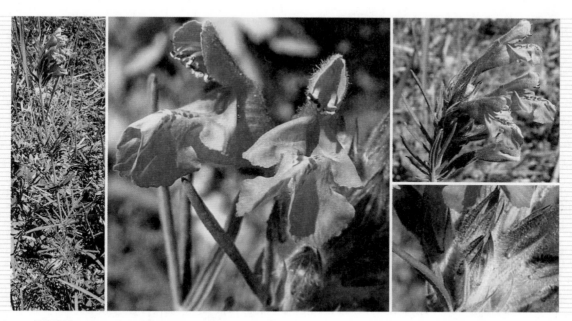

　　甘青青兰 **Dracocephalum tanguticum** Maxim.

　　多年生草本。茎高35～55 cm,节间长2.5～6 cm。叶羽状全裂,裂片线形,下面密被短柔毛;苞片为萼长的1/3～1/2;花萼二唇形,齿披针形或宽披针形,两齿之间具胼胝体;花冠长2～2.7 cm;雄蕊4,前对较短;子房4裂。小坚果。分布于甘肃、青海、四川及西藏。

　　干燥全草入药,止咳化痰,和胃疏肝,清热利水。

Dry whole plants for medicine.

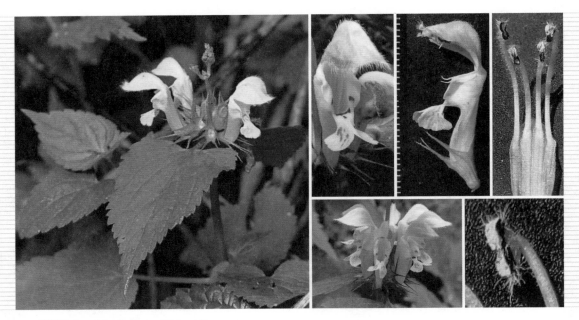

夏枯草 Prunella vulgaris L.

草本。叶卵状长圆形。轮伞花序密集组成顶生近无梗的穗状花序；花萼上唇扁平，宽大，先端近平截，具3短小齿，下唇较狭，2深裂；花冠上唇近圆形，内凹，下唇中裂片较大，近倒心形，先端具流苏状小裂片，两侧裂片长圆形；雄蕊4，前对长，花丝先端2裂，仅1裂片具药室。全国大部分地区均有分布。

干燥果穗称"夏枯草"，清肝泻火，明目，散结消肿。

Ripe and dry spikes for inflammation of the eye, headache, dizziness and scrofula.

野芝麻 Lamium barbatum Sieb. et Zucc.

草本。茎直立。叶卵形或卵状披针形，边缘有锯齿，两面均被短硬毛。轮伞花序着生茎顶端；萼齿5，披针状钻形；花冠筒呈囊状膨大，上唇外被长柔毛，下唇中裂片倒肾形，先端深凹，基部收缩，两侧裂片先端具针状小齿；雄蕊4，前对较长，花药深紫色，被毛。全国大部分地区均有分布。

干燥地上部分入药，凉血止血，活血止痛，利湿消肿。根或花亦入药。

Dry aerial parts for medicine. Also, roots or flowers for medicine.

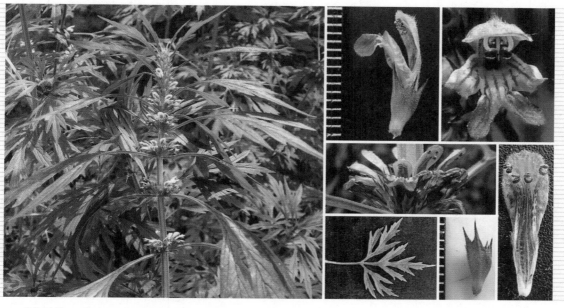

*益母草 Leonurus japonicus Houtt. (*L. artemisia* (Lour.) S. Y. Hu)

草本。茎下部叶卵形,掌状3裂,裂片再分裂;茎中部叶菱形,较小,3裂;花序上部苞叶线形或线状披针形。轮伞花序组成长穗状花序;花萼具5齿,先端刺尖,后方3齿较短;花冠二唇形,下唇3裂,中裂片倒心形,基部收缩,侧裂片卵圆形;雄蕊4,平行,前对较长。全国各地均有分布。

新鲜或干燥地上部分称"益母草",活血调经,利尿消肿,清热解毒。干燥果实(茺蔚子)亦入药。

Fresh or dry aerial parts for menstrual disorders, dysmenorrhea, prolonged lochia, edema and oliguria. Also, ripe and dry nutlets for medicine.

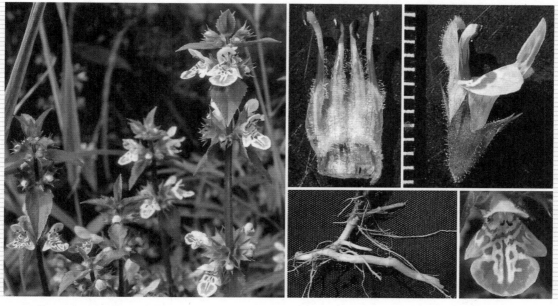

水苏 Stachys japonica Miq.

多年生草本,具根茎。茎单一,直立,在棱及节上被毛,余部无毛。叶长圆状披针形,两面无毛,叶柄明显。花萼外被微腺毛,萼齿5,先端具刺尖头;花冠上唇直立,下唇3裂,中裂片最大,近圆形;雄蕊4,前对较长。分布于辽宁、河北、河南、浙江、江西及福建等省区。

干燥全草入药,祛风解毒,止血。

Dry whole plants for medicine.

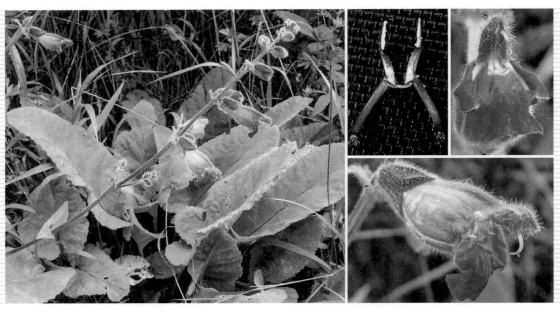

甘西鼠尾草 Salvia przewalskii Maxim.

多年生草本，根外皮红褐色。具基生叶与茎生叶，叶片三角状或椭圆状戟形，下面被绒毛。花萼二唇形，外面密被腺毛，上唇先端具3短尖；花冠二唇形；雄蕊2，花丝长4.5 mm，药隔长3.5 mm，弧形，两下臂顶端各横生药室，药室联合。分布于甘肃、四川、云南及西藏。

干燥根入药，活血祛瘀，通经止痛，清心除烦，凉血消痈。

Dry roots for medicine.

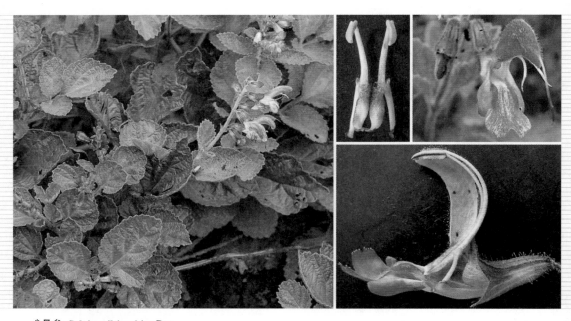

*丹参 Salvia miltiorrhiza Bge.

多年生草本。奇数羽状复叶，小叶3～5，卵圆形，边缘具圆齿，两面被毛。轮伞花序组成具长梗的总状花序；花萼二唇形；花冠外被腺毛，上唇镰刀状，下唇3裂，中裂片2裂，裂片顶端具不整齐尖齿；能育雄蕊2，药隔上臂显著伸长，下臂短，药室不育，顶端联合；花柱先端不相等2裂。分布于浙江、山东、河北、陕西及湖南等省区。

干燥根及根茎称"丹参"，活血祛瘀，通经止痛，清心除烦，凉血消痈。

Dry roots and rhizomes for amenorrhea, dysmenorrhea, insomnia and angina pectoris.

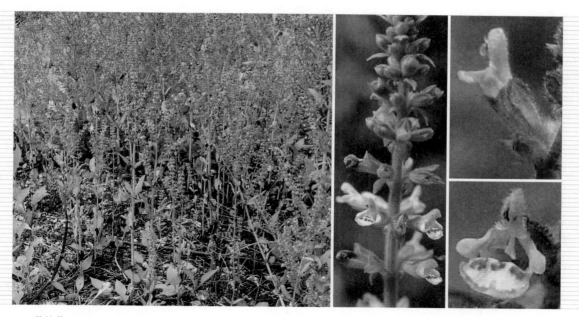

荔枝草 Salvia plebeia R. Br.

草本。叶椭圆状披针形,边缘有锯齿。轮伞花序组成密集总状或圆锥花序;花萼二唇形;花冠淡红、淡紫至蓝色,长约5 mm,冠檐二唇形,上唇长圆形,两侧折合,下唇中裂片宽倒心形,两侧裂片近半圆形;雄蕊2,仅药隔上臂具药室,下臂膨大,联合。全国大部分地区均有分布。

带花的干燥地上部分称"荔枝草",清热解毒,凉血,利尿。

Dry aerial parts with flowers for medicine.

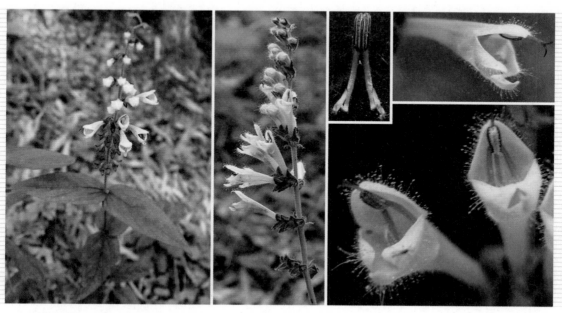

舌瓣鼠尾草 Salvia liguliloba Sun

草本。基生叶长圆形,下面紫色;茎生叶披针形。轮伞花序组成偏向一侧的总状花序;花萼二唇形;花冠淡红色,冠筒直伸,冠檐二唇形,上唇长圆形,下唇中裂片较小,舌状,长椭圆形,全缘,两侧裂片较大,三角形;雄蕊2,仅药隔上臂药室发育,下臂分离。分布于浙江、安徽。

干燥全草入药,活血通络。

Dry whole plants for medicine.

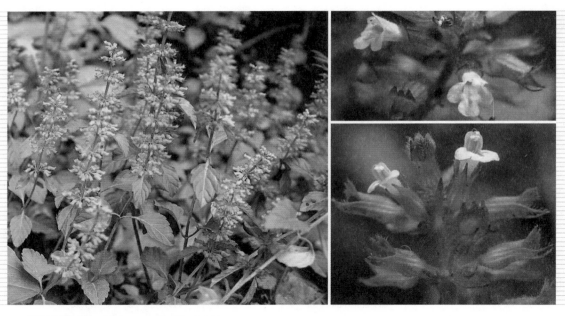

细风轮菜 Clinopodium gracile (Benth.) Matsum.

　　纤细草本。茎多数,柔弱,上升。叶卵形,边缘具锯齿。轮伞花序较疏离,组成顶生总状花序;花萼长不超过 4 mm,管状,一边肿胀,外面沿脉上被短硬毛,上唇 3 齿短,果时向上反折,下唇 2 齿稍长,齿均被睫毛;花冠上唇直伸,下唇 3 裂;雄蕊 4,仅前对能育。分布于华东、华南、西南及西北等地区。

　　带花、果的干燥全草称"剪刀草",祛风清热,散瘀消肿。

Dry whole plants with flowers and nutlets for medicine.

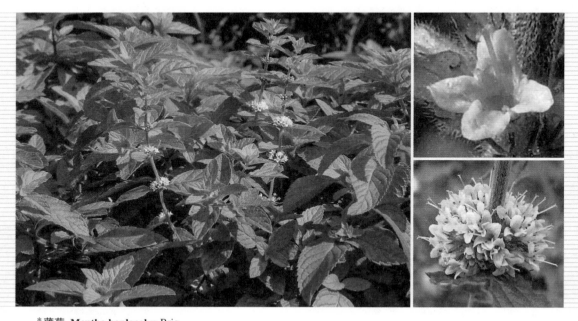

*薄荷 Mentha haplocalyx Briq.

　　多年生草本。茎直立,被柔毛,多分枝。叶片椭圆形或长圆状披针形,边缘在基部以上疏生粗大牙齿状锯齿。轮伞花序腋生;花萼外被柔毛及腺点,内面无毛,萼齿 5;花冠淡紫色,内面在喉部以下被微柔毛,冠檐 4 裂,上裂片较大,2 裂,其余 3 裂片近等大;雄蕊 4,前对较长。各地均产。

　　干燥地上部分称"薄荷",疏散风热,清利头目,利咽,透疹,疏肝行气。

Dry aerial parts for influenza, headache, inflammation of the eye, sore throat, mouth ulcers and measles.

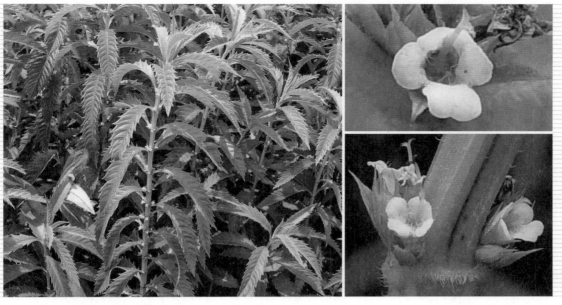

* **毛叶地瓜儿苗 Lycopus lucidus** Turcz. var. **hirtus** Regel

草本。茎棱上被向上硬毛，节上密集硬毛；叶披针形，两面被毛，边缘具锐齿；轮伞花序；萼齿5，披针状三角形，具刺尖头；花冠筒喉部具短柔毛，冠檐不明显二唇形，上唇近圆形，下唇3裂，中裂片较大；雄蕊4，前对能育，后对退化。全国各地广泛分布。

干燥地上部分称"泽兰"，活血调经，祛瘀消痈，利水消肿。

Dry aerial parts for amenorrhea, dysmenorrhea and edema.

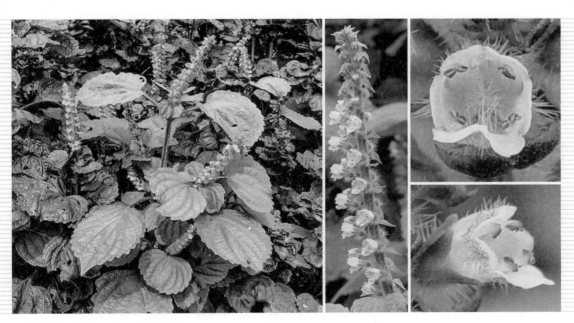

* **紫苏 Perilla frutescens** (L.) Britt.

草本。茎密被长柔毛。叶宽卵形或圆形，边缘有粗锯齿，两面绿色或紫色。轮伞花序每节2花，组成偏向一侧的总状花序；花萼下部被长柔毛，夹有黄色腺点，上唇3齿，中齿较小，下唇2齿；花冠近二唇形，冠筒短，下唇中裂片较大，两侧裂片与上唇相似；雄蕊4，前对稍长。全国各地广泛栽培。

干燥叶称"紫苏叶"，解表散寒，行气和胃。干燥茎(紫苏梗)及干燥成熟果实(紫苏子)亦入药。

Dry leaves for common cold with cough and nausea, morning sickness and fish or crab poisoning. Also, dry stems and nutlets for medicine.

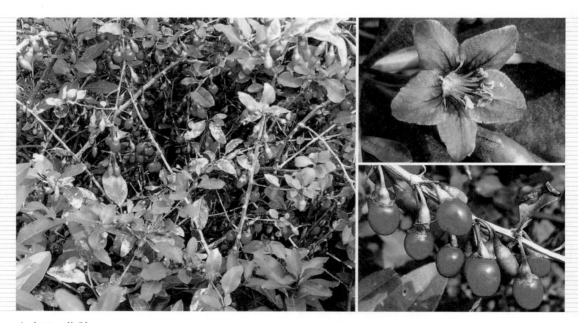

罗勒 **Ocimum basilicum** L.

草本。茎直立。叶卵状长圆形。轮伞花序组成顶生总状花序；花萼上唇中齿最宽大，近圆形，内凹，边缘下延至萼筒，两侧齿宽卵形，下唇2齿，齿边缘均具缘毛；花冠上唇宽大，4裂，裂片近圆形，下唇长圆形，全缘，近扁平；雄蕊4，均下倾于花冠下唇，后对花丝基部具齿状附属物。全国各地多有栽培。

干燥成熟果实称"光明子"，清热明目。

Ripe and dry nutlets for medicine.

六十三、茄科 Solanaceae (The Potato Family)

*枸杞 **Lycium chinense** Mill.

灌木。生叶和花的棘刺较长。单叶互生或2～4枚簇生，卵形、卵状菱形或卵状披针形。花萼通常3中裂或4～5齿裂，宿存；花冠漏斗状，长9～12 mm，筒部稍短于或近等于檐部裂片，裂片有缘毛；雄蕊5，花丝在近基部处密生一圈绒毛。浆果红色。全国大部分地区均有分布。

干燥根皮称"地骨皮"，凉血除蒸，清肺降火。

Dry root bark for night sweats, cough, hemoptysis and epistaxis.

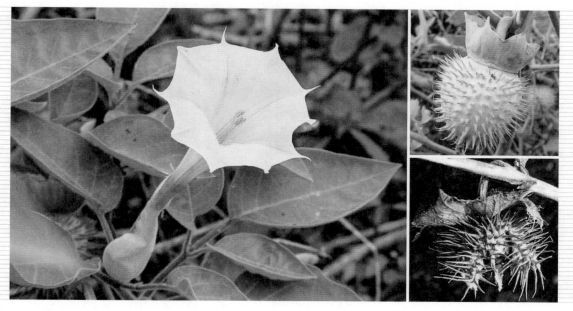

毛曼陀罗 Datura innoxia Mill.

一年生草本或半灌木状,全株密被腺毛和短柔毛。叶宽卵形。花单生;花萼5裂,花后中上部断裂脱落,基部宿存;花冠长漏斗状,长15～20 cm;雄蕊5,与花冠裂片互生,花丝下部与花冠筒愈合;子房密被柔针毛。蒴果俯垂,密生细针刺与柔毛,不规则开裂。分布于江苏、山东、河北、新疆等省区,各地常有栽培。

干燥花入药,平喘止咳,解痉,定痛。

Dry flowers for medicine.

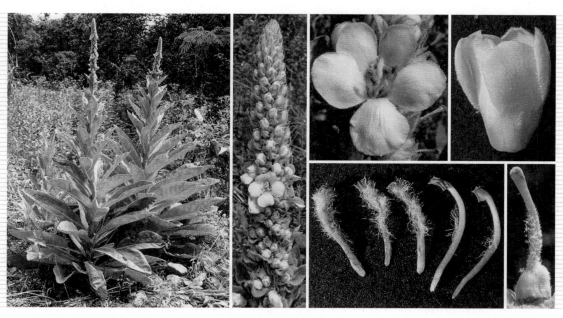

六十四、玄参科 Scrophulariaceae (The Figwort Family)

毛蕊花 Verbascum thapsus L.

二年生草本,全株密被星状毛。基生叶及下部茎生叶倒披针状矩圆形,上部叶逐渐缩小,渐变为矩圆形。穗状花序圆柱状;花萼5裂;花冠辐状,花冠筒短;雄蕊5,后方3枚的花丝密被绵毛;子房上位,2室,每室胚珠多数。蒴果。分布于新疆、西藏、云南及四川等省区。

干燥全草入药,清热解毒,止血。

Dry whole plants for medicine.

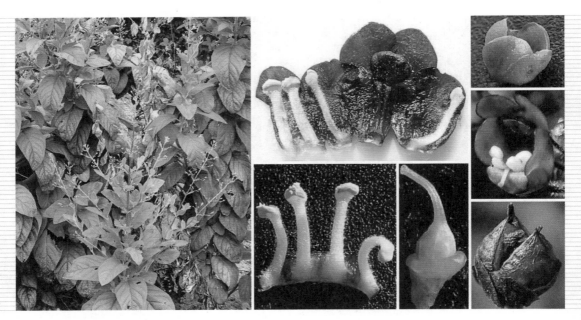

齿叶玄参 Scrophularia dentata Royle ex Benth.

半灌木状草本。叶片狭矩圆形，疏具浅齿、羽状浅裂至深裂，叶脉不网结。圆锥花序顶生；花萼裂片5，近圆形；花冠筒球状筒形，上唇2裂，下唇3裂；雄蕊4，2强，花药横生，花丝顶端膨大，退化雄蕊近矩圆形；子房上位，2室，胚珠多数。蒴果尖卵形。分布于西藏。

干燥地上部分入药，清热解毒。

Dry aerial parts for medicine.

110

*玄参 Scrophularia ningpoensis Hemsl.

草本，支根胡萝卜状膨大。茎四棱形。叶常对生，叶脉明显网结。圆锥花序，花梗有腺毛；花萼裂片顶端钝圆；花冠二唇形；雄蕊4，退化雄蕊近圆形，位于花冠上唇2裂片下方；子房上位，2室，中轴胎座，胚珠多数。蒴果室间开裂。我国特产种类，分布于浙江、湖南、广东、贵州、河北及陕西等省区。

干燥根称"玄参"，清热凉血，滋阴降火，解毒散结。

Dry roots for constipation, inflammation of the eye, sore throat, scrofula and diphtheria.

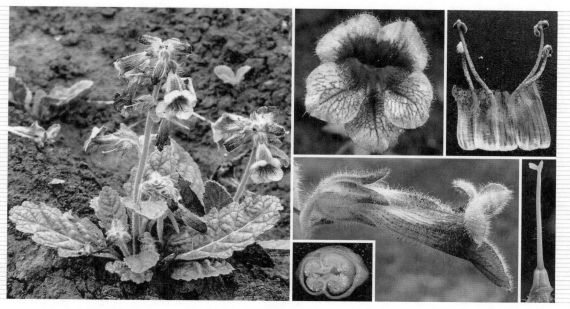

*地黄 **Rehmannia glutinosa** (Gaert.) Libosch. ex Fisch. et Mey.

多年生草本。根茎肉质。基生叶莲座状,叶片卵形。总状花序或花单生叶腋;萼齿5;花冠长3～4.5 cm,裂片5,略成二唇形,花冠筒狭长,外面紫红色,被多细胞长柔毛;雄蕊4;子房上位,2室,每室胚珠多数。蒴果。分布于辽宁、河北、河南、山东、江苏、甘肃及湖北等省区。

干燥根茎称"生地黄",清热凉血,养阴生津。新鲜根茎称"鲜地黄",清热生津,凉血,止血。炮制品(熟地黄)亦药用。

Dry rhizomes for rashes, epistaxis and constipation. Also, fresh rhizomes or processed rhizomes for medicine.

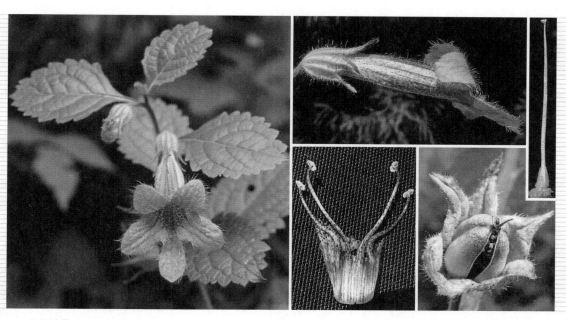

天目地黄 **Rehmannia chingii** Li

多年生草本,植体被长柔毛。叶片椭圆形,边缘具不规则圆齿或粗锯齿。花单生,连同花梗总长超过苞片;花梗与花萼均被长柔毛及腺毛;花萼5裂;花冠紫红色,长5.5～7 cm,被长柔毛,上唇2裂,下唇3裂;2强雄蕊。蒴果。分布于浙江、安徽。

新鲜根状茎入药,清热,凉血。

Fresh rhizomes for medicine.

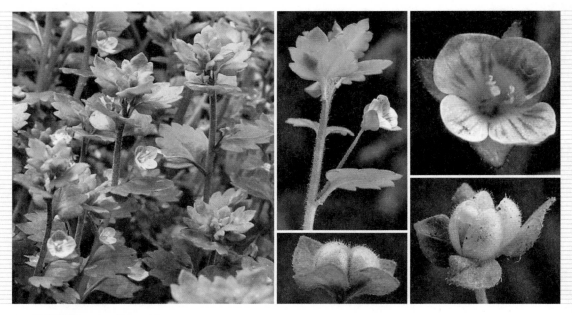

婆婆纳 **Veronica didyma** Tenore

　　一年生草本。叶对生,心形至卵形,每边具2～4钝齿。总状花序顶生,苞片互生,叶状。花梗比苞片略短;花萼4裂,宿存;花冠4裂;雄蕊2;子房2室,每室胚珠多数。蒴果近肾形,宿存花柱与凹口齐平或略超过。种子舟状。华东、华中、西南及西北等地多有分布。

　　干燥全草入药,补肾,解毒消肿。

Dry whole plants for medicine.

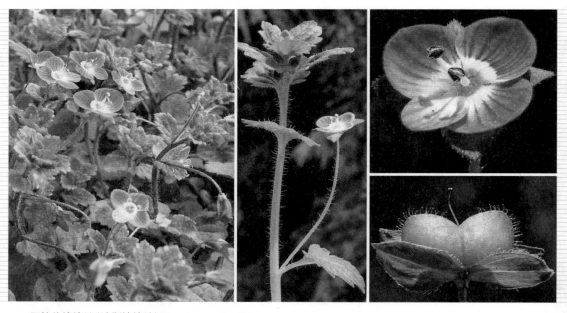

阿拉伯婆婆纳(波斯婆婆纳)**Veronica persica** Poir.

　　一年生草本。叶对生,卵形或圆形,边缘具钝齿。总状花序顶生,苞片互生,与叶大小、形状相同。花梗远比苞片长;花萼4裂,宿存;花冠4裂;雄蕊2;子房2室,每室胚珠多数。蒴果肾形,宿存花柱明显伸出凹口。种子舟状。归化植物,华东、华中、西南等地多有分布。

　　干燥全草入药,解热截疟。

Dry whole plants for medicine.

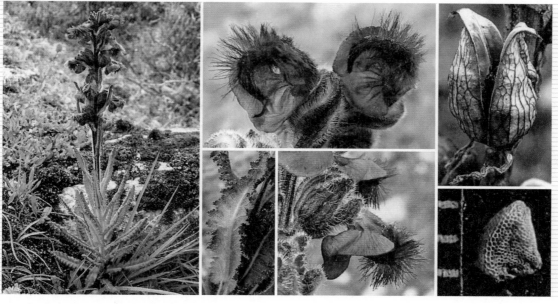

毛盔马先蒿 Pedicularis trichoglossa Hook. f.

　　多年生草本。叶互生,长披针形,羽状分裂。花序总状;萼齿5;花冠黑紫红色,下唇3裂,裂片无柄,盔强大,背部密被紫红色长毛,前端渐狭而为细长无毛的喙;雄蕊4,2强;子房上位,2室。蒴果室背开裂。种子表面具蜂窝状孔纹。分布于四川、云南及西藏等省区。

　　干燥全草入药,清热解毒。

Dry whole plants for medicine.

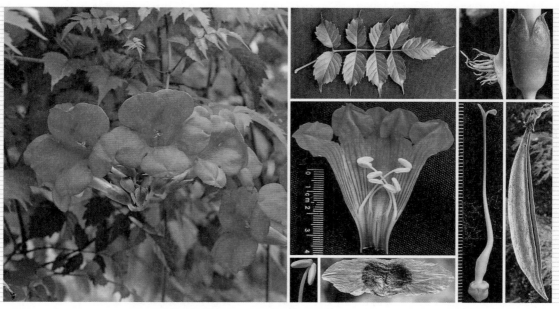

六十五、紫葳科 Bignoniaceae (The Bignonia Family)

　　*厚萼凌霄 Campsis radicans (L.) Seem.

　　木质藤本,具气生根。羽状复叶对生,小叶9～11,下面被毛。花萼钟状,5浅裂至1/3处;花冠筒细长,漏斗状,檐部略呈二唇形,裂片5;2强雄蕊,花药个字形着生,退化雄蕊1;子房上位,2室,每室胚珠多数。蒴果,室背开裂。种子扁平,具半透明膜质翅。原产美洲,各地常有栽培。

　　干燥花称"凌霄花",活血通经,凉血祛风。

Dry flowers for menstrual disorders, itching, rubella and acne.

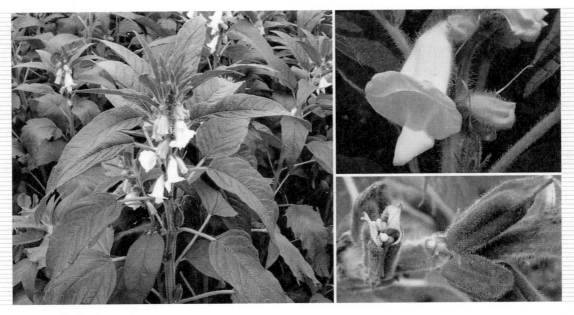

六十六、胡麻科 Pedaliaceae

*芝麻(脂麻) Sesamum indicum L.

草本。叶矩圆形或卵形。花单生或2～3朵腋生；花萼裂片5，披针形；花冠筒状，檐部开展，裂片大小不等；雄蕊4，2强；子房上位，被柔毛，4室，胚珠多数，花盘黄色。蒴果矩圆形，有纵棱，被毛，2瓣裂。种子有黑白之分。外来物种，我国各地广泛栽培。

干燥成熟种子称"黑芝麻"，补肝肾，益精血，润肠燥。

Dry seeds for dizziness, blurred vision, tinnitus, premature hair graying, hair loss and constipation.

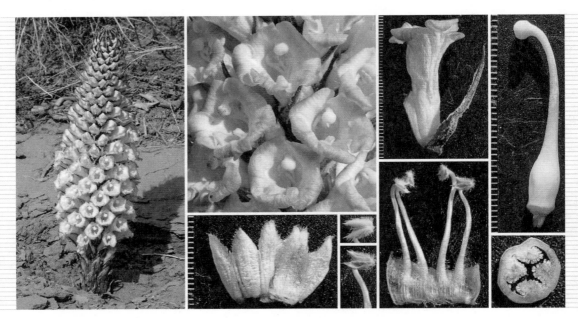

六十七、列当科 Orobanchaceae (The Broomrape Family)

*肉苁蓉 Cistanche deserticola Ma

多年生寄生植物。茎肉质，常不分枝。叶鳞片状。穗状花序顶生；苞片1，与花冠等长；小苞片2；花萼5浅裂；花冠5裂；雄蕊4，2强，花丝基部被毛，花药基部具骤尖头；子房上位，基部具蜜腺，侧膜胎座4，柱头近球形。蒴果。分布于内蒙古、宁夏、甘肃及新疆。

干燥带鳞叶的肉质茎称"肉苁蓉"，补肾阳，益精血，润肠通便。

Dry stems with scalelike leaves for impotence, male infertility and constipation.

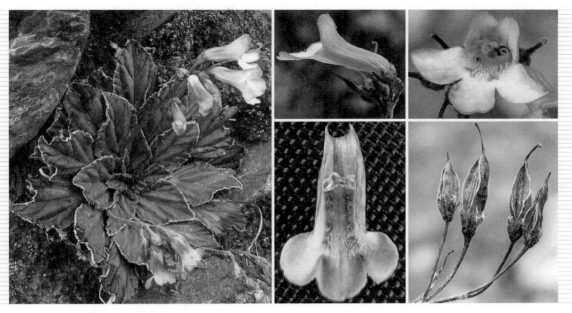

六十八、苦苣苔科 Gesneriaceae (The Gesneria Family)

卷丝苣苔　Corallodiscus kingianus (Craib) Burtt

多年生草本。叶基生，叶片革质，上面无毛，下面密被锈色绵毛。聚伞花序多分枝；花梗及花萼外面密被锈色绵毛；花萼5裂；花冠长约15 mm，下唇内面具髯毛；花药两两连合，花丝卷曲；子房上位，长圆形，1室，胚珠多数。蒴果。分布于西藏、青海、四川及云南。

干燥全草入药，清热解毒，愈疮。

Dry whole plants for medicine.

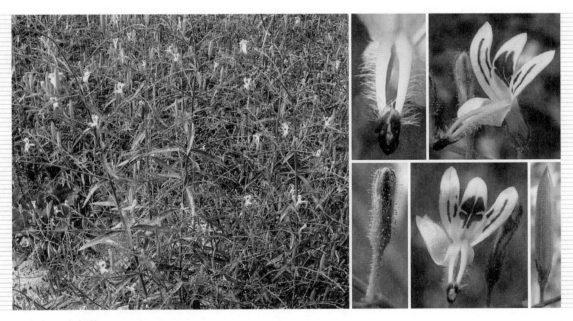

六十九、爵床科 Acanthaceae (The Acanthus Family)

*穿心莲　Andrographis paniculata (Burm. f.) Nees

一年生草本。茎4棱，节膨大。叶矩圆状披针形。大型圆锥花序；花萼外方具腺毛；花冠二唇形，上唇浅2裂，下唇3深裂；具紫色斑纹；雄蕊2，药室基部和花丝有毛。蒴果具种子12枚。外来物种，我国广东、福建等省区常见栽培。

干燥地上部分称"穿心莲"，清热解毒，凉血，消肿。

Dry aerial parts for influenza, fever, mouth ulcers, dysentery, urinary tract infection, carbuncles and boils.

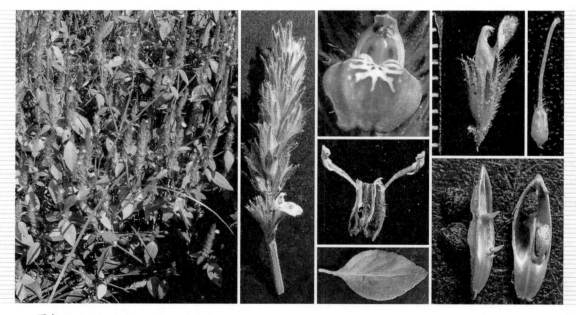

九头狮子草 Peristrophe japonica (Thunb.) Bremek.

草本。叶对生,卵状矩圆形。聚伞花序,下有2枚总苞状苞片;花萼5裂;花冠二唇形,长2.5～3 cm,下唇直立,3裂;雄蕊2,花丝细长,有毛,药室2,上下叠生,线形纵裂。蒴果具种子4枚。分布于浙江、安徽、江苏、江西、广东及云南等省区。

干燥全草入药,疏风解表,清热解毒,凉肝定惊。

Dry whole plants for medicine.

爵床 Rostellularia procumbens (L.) Nees

草本。叶椭圆形,叶柄短。穗状花序,苞片披针形,具缘毛;花萼裂片4,线形,具膜质边缘和缘毛;花冠二唇形,下唇浅3裂,裂片覆瓦状排列;雄蕊2,药室不等高,下方1室有距;子房被丛毛。蒴果,胎座上具珠柄钩,种子4枚。全国大部分地区有分布。

带花及果的干燥地上部分称"小青草",清热解毒,消疳积。

Dry aerial parts with flowers and capsules for medicine.

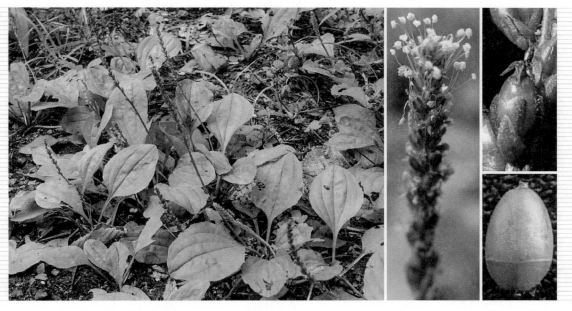

七十、车前科 Plantaginaceae (The Plantain Family)

*车前 Plantago asiatica L.

草本。须根多数。叶基生,叶片纸质,宽卵形。穗状花序细圆柱状,下部常间断;苞片三角状披针形;花具短梗;萼片4;花冠4裂,裂片于花后反折;雄蕊4,着生于花冠筒近基部,花药白色;子房上位,2室。蒴果于基部上方周裂。全国大部分省区均有分布。

干燥成熟种子称"车前子",清热利尿通淋,渗湿止泻,明目,祛痰。干燥全草(车前草)亦入药。

Dry seeds for urinary tract infection, edema and diarrhea. Also, dry whole plants for medicine.

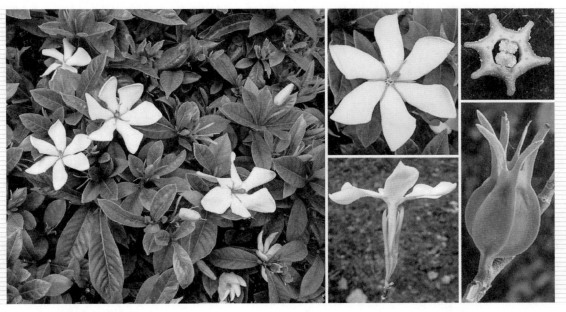

七十一、茜草科 Rubiaceae (The Madder Family)

*栀子 Gardenia jasminoides Ellis

灌木。叶对生,长圆状披针形,托叶基部合生。花单生枝顶;萼管有纵棱,顶部常6裂,裂片果期增长,宿存;花冠高脚碟状,常6裂,裂片旋转状排列;花丝极短,花药线形;子房下位,1室,侧膜胎座。浆果,具翅状纵棱5~9条。全国大部分省区均有分布。

干燥成熟果实称"栀子",泻火除烦,清热利湿,凉血解毒;外用消肿止痛。

Ripe and dry berries for jaundice, urinary tract infection, epistaxis and inflammation of the eye; external use for sprains and bruises.

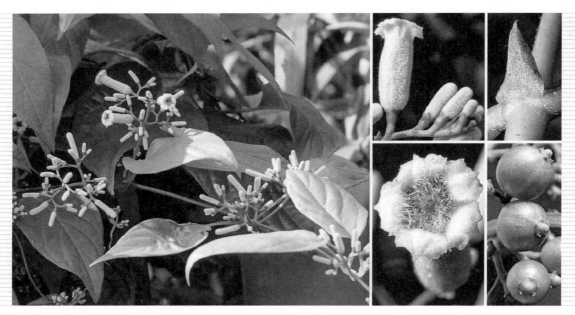

鸡矢藤 Paederia scandens (Lour.) Merr.

藤本,全株有臭味。叶对生,托叶三角形。聚伞花序,末次分枝上着生的花呈蝎尾状排列;花冠管外被粉末状柔毛;雄蕊5,着生在花冠管上;子房下位,2室,每室胚珠1,基生,柱头2,纤毛状。果球形,顶端具宿存萼裂片及花盘。全国大部分省区均有分布。

干燥地上部分称"鸡矢藤",祛风活血,止痛解毒,消食导滞,除湿消肿。

Dry aerial parts for medicine.

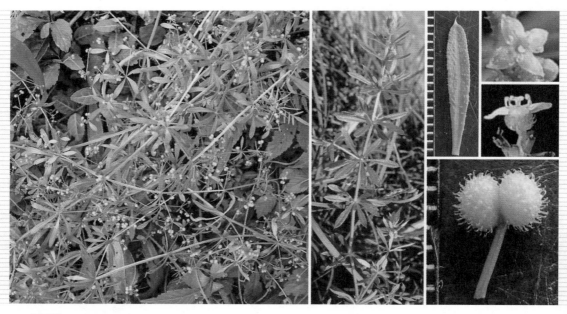

猪殃殃 Galium spurium L. (*G. aparine* L. var. *tenerum* (Gren. et Godr.) Rchb.)

蔓生或攀缘状草本,具倒生小刺毛。叶6～8枚轮生,带状倒披针形或长圆状倒披针形,长1～5.5 cm,顶端具针状凸尖头,托叶叶状。花萼被钩毛;花冠4裂;子房下位,被毛,2室,每室胚珠1。果干燥,分果爿1或2,肿胀,密被钩毛。全国大部分省区均有分布。

干燥地上部分称"猪殃殃",清热解毒,利尿消肿,止血。

Dry aerial parts for medicine.

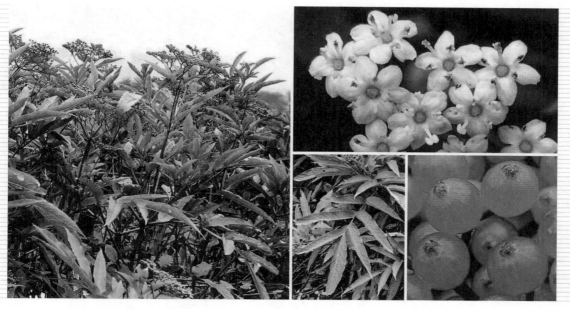

七十二、忍冬科 Caprifoliaceae (The Honeysuckle Family)

血满草 Sambucus adnata Wall. ex DC.

草本或半灌木。根红色。单数羽状复叶,对生,顶端1对小叶片基部常下延,且沿叶轴连合,小叶托叶退化为瓶状突起的腺体。聚伞花序平散,伞形,全为两性花;萼齿5;花冠5裂;雄蕊5;子房下位,3室,柱头3裂。浆果状核果。分布于陕西、宁夏、甘肃、青海、四川、贵州及西藏等省区。

新鲜或干燥全株入药,活血散瘀,祛风湿,利尿。

Fresh or dry whole plants for medicine.

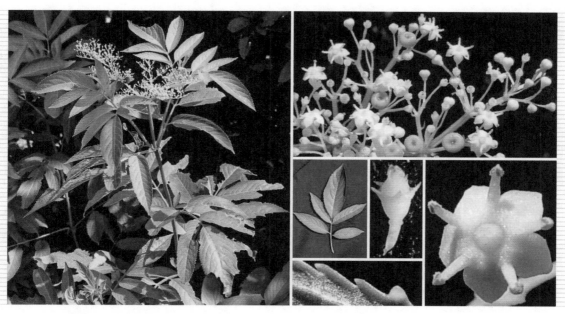

接骨草 Sambucus chinensis Lindl.

草本或半灌木。茎髓白色。叶对生,羽状复叶,小叶边缘具细锯齿,近基部边缘常有1或数枚腺齿。聚伞花序平散,伞形;杯形不孕性花不脱落;萼筒杯状,萼齿5;花冠5裂;雄蕊5;子房下位,3室,柱头3裂。浆果状核果红色。全国大部分省区均有分布。

干燥根入药,散瘀消肿,祛风活络。茎叶亦入药。

Dry roots for medicine. Also, stems and leaves for medicine.

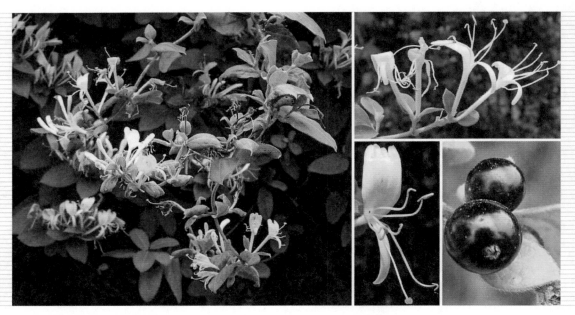

* 忍冬 Lonicera japonica Thunb.

木质藤本。枝条被糙毛。叶对生，叶片两面有糙毛。总花梗常单生于小枝上部叶腋；苞片大，叶状，卵形至椭圆形；萼筒无毛；花冠白色，后变黄色，二唇形，上唇4裂；雄蕊5，着生于花冠筒上；子房下位，3室，每室胚珠多数。浆果。全国大部分省区均有分布。

干燥花蕾或带初开的花称"金银花"，清热解毒，疏散风热。干燥茎枝(忍冬藤)亦入药。

Dry flower buds or opening flowers for carbuncles, boils, erysipelas, acute dysentery and upper respiratory infection. Also, dry stems and branches for medicine.

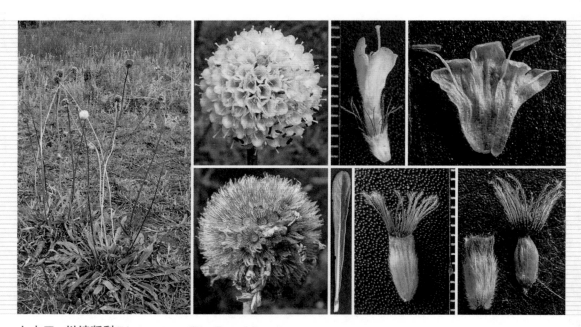

七十三、川续断科 Dipsacaceae (The Teasel Family)

* 匙叶翼首花(翼首草) Pterocephalus hookeri (C. B. Clarke) E. Pritzel

多年生草本。叶全部基生，叶片倒披针形，全缘或一回羽状深裂。花葶由叶丛抽出；头状花序；总苞苞片被毛；小总苞筒状，顶端具波状齿，外面被糙硬毛；萼全裂呈20多条羽毛状；花冠5浅裂；雄蕊4；子房下位，包于小总苞内，1室，胚珠1。瘦果，具宿存萼。分布于云南、四川、西藏及青海。

干燥全草称"翼首草"，解毒除瘟，清热止痢，祛风通痹。

Dry whole plants for dysentery and rheumatoid arthritis.

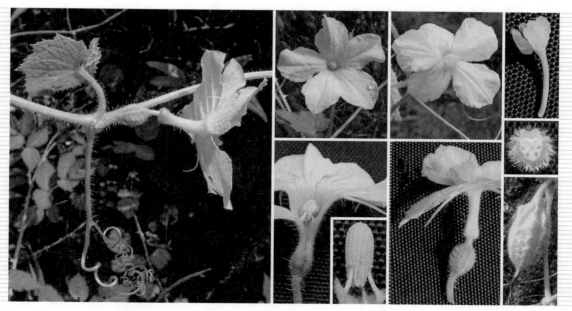

七十四、葫芦科 Cucurbitaceae (The Cucumber Family)

波棱瓜 Herpetospermum pedunculosum (Ser.) C. B. Clarke

一年生攀援草本。叶边缘具细齿或浅裂，卷须2歧。雌雄异株。雄花：萼筒上部漏斗状，下部管状，裂片5；花冠5深裂；雄蕊3，花药合生，药室3回折曲。雌花：花被与雄花相同；子房下位，3室，柱头3。果实3棱状，被长柔毛，熟时开裂。分布于西藏、云南。

干燥种子入药，清热解毒，清腑热，柔肝。

Dry seeds for medicine.

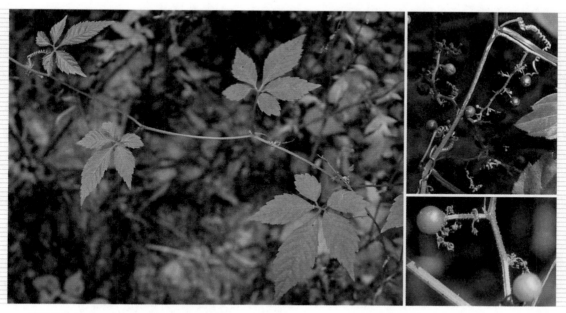

绞股蓝 Gynostemma pentaphyllum (Thunb.) Makino

草质攀援植物，茎细弱。叶膜质，鸟足状，常具5～7小叶；小叶片卵状长圆形或披针形，边缘具粗锯齿，两面被稀疏短硬毛。花雌雄异株。圆锥花序。雌花花柱3，柱头2裂。果实球形，肉质，顶端具3枚鳞脐状突起；果梗长不超过5 mm。种子卵状心形，表面具乳突状突起。分布于陕西及长江以南各省区。

干燥全草称"绞股蓝"，清热解毒，止咳祛痰，益气养阴。

Dry whole plants for medicine.

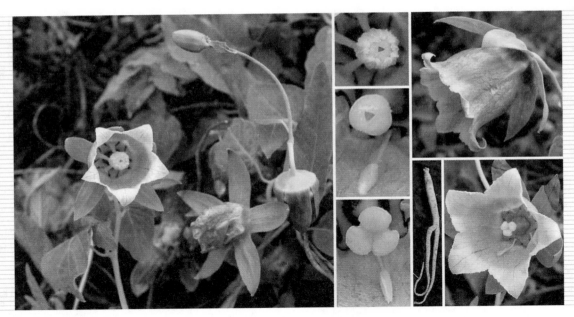

七十五、桔梗科 Campanulaceae (The Bellflower Family)

*党参 Codonopsis pilosula (Franch.) Nannf.

多年生草本。根较少分枝,肉质。茎缠绕,多分枝。茎下部叶片基部近于心形,边缘具波状钝锯齿,两面常被毛。花萼贴生至子房中部,裂片长1～2 cm,其间湾缺尖狭;花冠宽钟状,长1.8～2.3 cm,浅裂,内面具紫斑;子房下位,3室,柱头裂片宽阔。蒴果。分布于西南、西北、华北及东北等地区。

干燥根称"党参",健脾益肺,养血生津。

Dry roots for anorexia, diarrhoea, cough and palpitations.

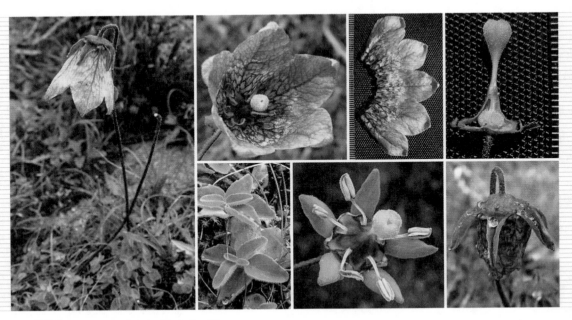

臭党参 Codonopsis foetens Hook. f. et Thoms.

多年生草本,植株疏生柔毛。主茎下部聚生许多不育的纤细分枝。叶片两面密被长硬毛。花单生主茎顶端;花萼贴生至子房中部,筒部半球状,裂片两边向侧后卷叠;花冠裂片外侧顶端及脉上被毛;花丝无毛;子房半下位,3室。蒴果。分布于甘肃、青海、四川、西藏及云南。

干燥全草入药,健脾胃,补气。

Dry whole plants for medicine.

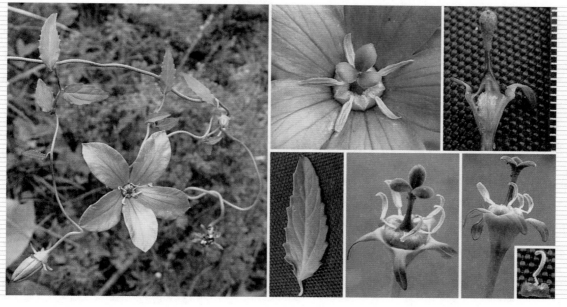

鸡蛋参 Codonopsis convolvulacea Kurz

多年生草本。根近于卵球状。茎缠绕或近于直立。叶片全缘或具波状钝齿。花单生；花萼贴生至子房顶端，裂片上位着生，筒部倒长圆锥状；花冠辐状，近5全裂；花丝基部宽大，内密被长柔毛；子房下位，3室。蒴果先端3瓣裂。分布于云南、西藏、四川及贵州。

干燥根入药，补气养血，润肺生津。

Dry roots for medicine.

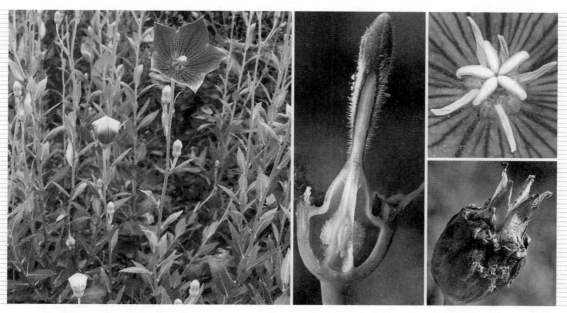

＊桔梗 Platycodon grandiflorus (Jacq.) A. DC.

多年生草本，有乳汁。单叶轮生或互生，叶缘具细锯齿。花萼5裂；花冠5裂；雄蕊5，花丝基部扩大成片状；无花盘；子房半下位，5室，柱头5裂，裂片条形。蒴果在顶端室背5裂。全国大部分省区均有分布。

干燥根称“桔梗”，宣肺，利咽，祛痰，排脓。

Dry roots for cough, excessive phlegm, sore throat and lung abscesses.

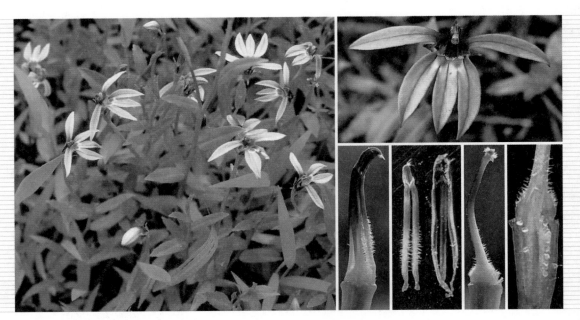

西南风铃草 Campanula colorata Wall.

　　多年生草本。叶互生，下面仅叶脉被刚毛或密被硬毛。花常顶生；萼筒被刚毛，裂片三角形至三角状钻形；雄蕊5，与花冠裂片互生，花丝基部扩大呈片状，雄蕊离生；子房下位，3室，每室胚珠多数，柱头3裂。无花盘。蒴果。分布于云南、贵州、西藏及四川。

　　干燥根入药，祛风除湿，补虚止血。

Dry roots for medicine.

＊半边莲 Lobelia chinensis Lour.

　　多年生草本。茎细弱，匍匐，分枝直立。花常单生；萼筒倒长锥状，裂片5；花冠喉部以下被柔毛，裂片全部平展于下方，呈一个平面；雄蕊5，花丝中部以上及花药连合；子房半下位，2室，每室胚珠多数，柱头下方被一圈柔毛。蒴果。分布于长江中、下游及以南各省区。

　　干燥全草称"半边莲"，清热解毒，利尿消肿。

Dry whole plants for anasarca, ascites, jaundice, carbuncles, boils and snake or insect bite.

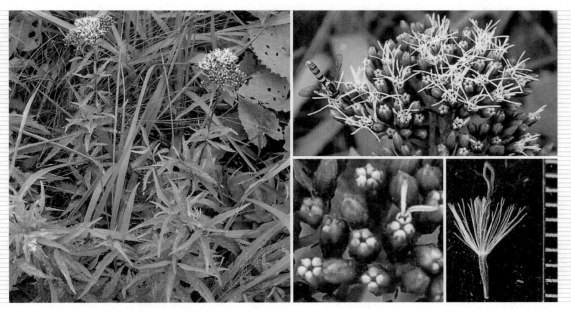

七十六、菊科 Compositae (The Sunflower Family)

泽兰 **Eupatorium japonicum** Thunb.

多年生草本。叶对生,羽状脉,两面被柔毛及黄色腺点。头状花序排成紧密的伞房花序;总苞内管状花5;总苞片顶端钝;花冠5裂;花药基部钝,顶端具附片;花柱分枝伸长,线状半圆柱形。瘦果5棱,被黄色腺点,无毛,冠毛白色。全国大部分省区均有分布。

干燥地上部分入药,芳香化湿,醒脾开胃,发表解暑。

Dry aerial parts for medicine.

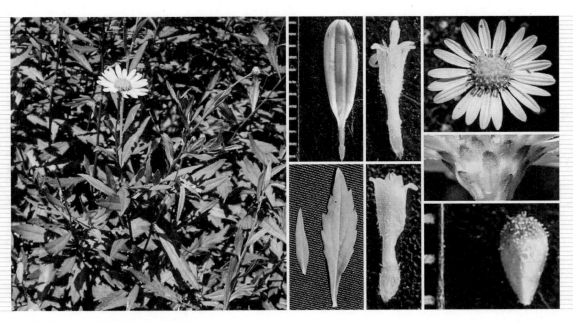

马兰 **Kalimeris indica** (L.) Sch. -Bip.

多年生草本。叶常倒卵状矩圆形,中部以上具齿或羽状裂片,上部叶小,全缘,具疏微毛或近无毛。总苞片上部草质;舌状花1层,雌性;管状花;花药基部钝;花柱顶端具三角形附片。瘦果上部被腺毛及短柔毛;冠毛短,不等长。全国大部分省区均有分布。

干燥根及根茎称"马兰根",清热解毒,凉血止血,利尿。

Dry roots and rhizomes for medicine.

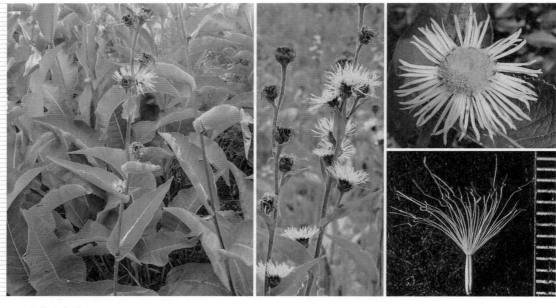

总状土木香 Inula racemosa Hook. f.

多年生草本，高60～200 cm。中部叶长圆形，基部半抱茎，背面密被茸毛。头状花序排成总状花序状。总苞片草质；花序托无托片；冠毛毛状，污白色。舌状花舌片线形，花柱较花冠短。管状花花冠5裂，花药基部尾形。瘦果具棱，无毛。分布于新疆、西藏、甘肃、四川等省区。

干燥根入药，理气，和胃安胎。

Dry roots for medicine.

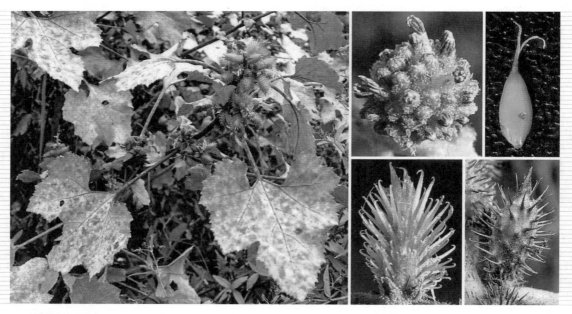

＊苍耳 Xanthium sibiricum Patrin ex Widder

一年生草本。叶三角状卵形，基部对称，边缘具不规则粗锯齿。雄头状花序球形，具托片；雄花花冠5裂；雄蕊5，花药基部钝，花丝连合。雌头状花序内层总苞片囊状，外被细钩刺，2室，每室1雌花；雌花无花冠，柱头2深裂。全国各地广泛分布。

干燥成熟带总苞的果实称"苍耳子"，散风寒，通鼻窍，祛风湿。

Dry achenes enclosed in burs for common cold, headache, rhinitis, sinusitis, nasal congestion and urticaria.

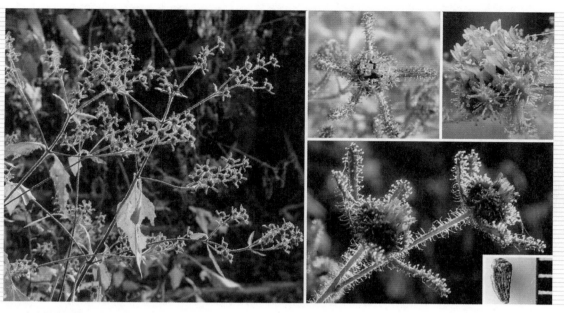

＊腺梗豨莶 Siegesbeckia pubescens Makino

一年生草本。茎被长柔毛。茎中部叶卵形，基部下延，边缘有尖头粗齿，离基三出脉；背面沿脉被长柔毛。头状花序黄色，有托片，总花梗密生腺毛和长柔毛；总苞片2层，密生腺毛，外层线状匙形，5枚，内层卵状长圆形，半包被果实。舌状花雌性，1层。管状花两性，花药基部钝。瘦果具4棱，顶端有环状突起。全国大部分地区均有分布。

干燥地上部分称"豨莶草"，祛风湿，利关节，解毒。

Dry aerial parts for rheumatic arthralgia, hemiplegia and rubella.

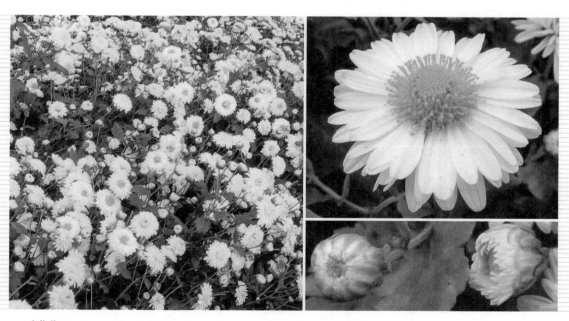

＊菊花　Dendranthema morifolium (Ramat.) Tzvel. (*Chrysanthemum morifolium* Ramat.)

多年生草本。茎直立，被柔毛。叶卵形，羽状浅裂或半裂，叶下面被短柔毛。头状花序无托片；总苞片多层，边缘膜质。边花舌状，白色或淡黄色，雌性。管状花黄色，两性；花药基部钝。无冠毛。浙江、安徽等地均有栽培。

干燥头状花序称"菊花"，散风清热，平肝明目，清热解毒。

Dry capitula for common cold, headache, dizziness, inflammation of the eye and blurred vision.

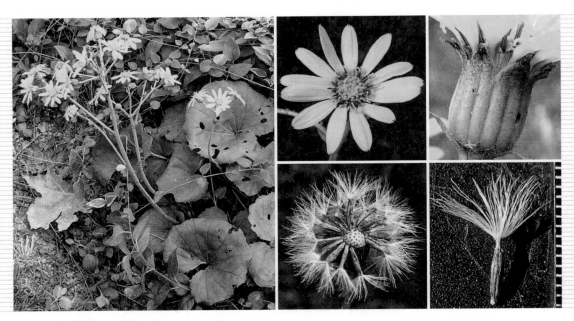

奇蒿（刘寄奴）**Artemisia anomala** S. Moore

多年生草本。叶卵形或卵状披针形，边缘有细锯齿。头状花序直径 2～2.5 mm，多数排成圆锥花序；总苞片膜质，半透明；边花为雌花，花冠檐部具 2 裂齿；两性管状花位于中央，花冠 5 裂，花药基部圆钝或具短尖头。瘦果，无冠毛。分布于浙江、安徽、湖南、广东、台湾及四川等省区。

稍带花、果的干燥地上部分称"刘寄奴"，祛瘀通经疗伤，消化积食。

Dry aerial parts with florets and achenes for medicine.

大吴风草 Farfugium japonicum (L. f.) Kitam.

多年生草本。根茎粗壮，颈部被一圈长毛。叶基生，叶柄基部鞘状抱茎，叶片肾形。头状花序排列成伞房状；总苞片 2 层，背部被毛；舌状花雌性，一层；管状花两性，花药基部有尾，冠毛糙毛状，与花冠等长。瘦果有毛。分布于湖北、湖南、广西、广东、福建及台湾等地，各地常有栽培。

干燥全草入药，清热解毒，凉血止血，散结消肿。

Dry whole plants for medicine.

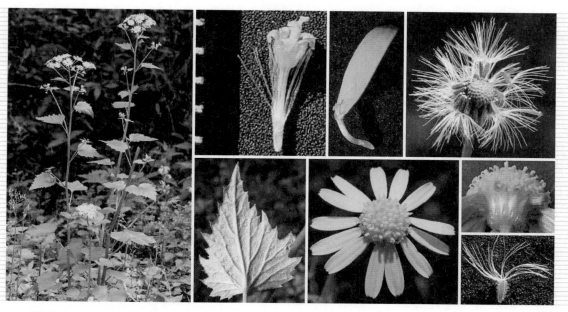

蒲儿根 Sinosenecio oldhamianus (Maxim.) B. Nord.

多年生草本。叶片常卵状圆形,边缘具重锯齿,下面被白蛛丝状毛,掌状脉。总苞片长圆状披针形;舌状花雌性,无冠毛,舌片顶端具3细齿;管状花两性,具冠毛,花药基部钝,花柱分枝顶端截形。舌状花瘦果无毛,管状花瘦果被短柔毛。全国大部分省区均有分布。

干燥全草入药,清热解毒,利湿,活血。

Dry whole plants for medicine.

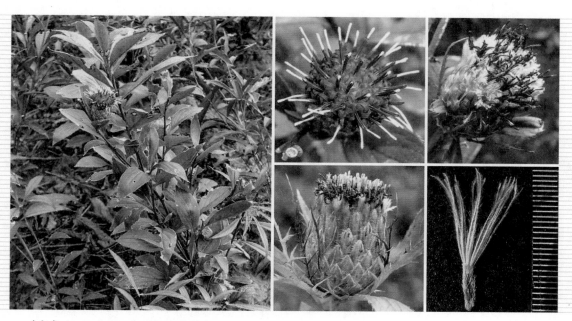

*白术 Atractylodes macrocephala Koidz.

多年生草本,根状茎结节状。叶片常3～5羽状全裂,裂片边缘有细刺齿。头状花序全为管状花;苞叶针刺状羽状全裂;总苞片9～10层,最内层直立。小花紫红色,两性;花药基部附属物箭形;花柱上端稍膨大,被毛,花柱分枝短。瘦果被毛,有平整的基底着生面;冠毛羽毛状,基部连合成环。分布于浙江、湖南、江西及四川等地。

干燥根茎称"白术",健脾益气,燥湿利水,止汗,安胎。

Dry rhizomes for anorexia, diarrhea, dizziness, palpitations, edema and threatened abortion.

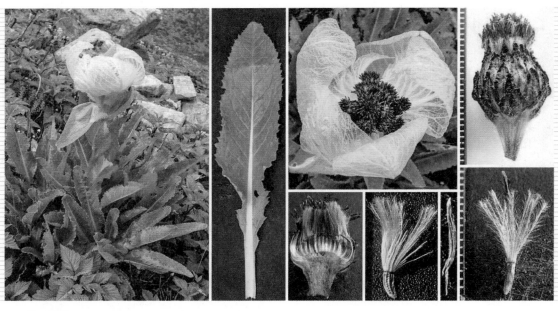

苞叶雪莲 Saussurea obvallata (DC.) Sch. -Bip.

　　多年生草本。基生叶有长柄，叶片两面具腺毛；茎生叶无柄。最上部叶苞片状，膜质，黄色，长达16 cm，包围总花序；头状花序6～15，在茎端密集呈总花序；总苞片边缘黑紫色；全为管状花；花序托具托片；冠毛2层，外层糙毛状，内层长，羽毛状；花药基部箭头形，尾部撕裂。瘦果基底着生面平。分布于甘肃、青海、四川、云南及西藏。

　　干燥全草入药，温肾壮阳，调经止血。

Dry whole plants for medicine.

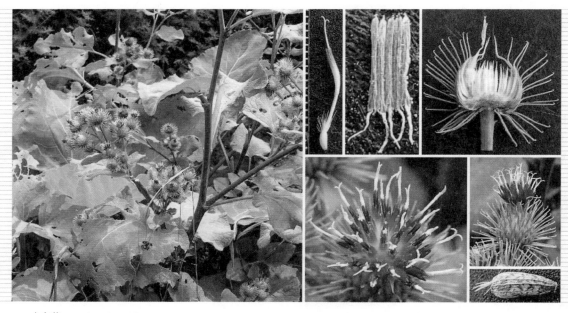

＊牛蒡 Arctium lappa L.

　　二年生草本。茎直立。叶片宽卵形，下面被绒毛及黄色腺点。头状花序在枝顶排成伞房花序，均为两性管状花，花序托具托毛；全部总苞片顶端有倒钩刺。冠毛易分散脱落，花药基部箭形，花柱上端有毛环。瘦果具平整的基底着生面。全国各省区均有分布。

　　干燥成熟果实称"牛蒡子"，疏散风热，宣肺透疹，解毒利咽。

Ripe and dry achenes for influenza, cough, excessive phlegm, measles, rubella, sore throat and erysipelas.

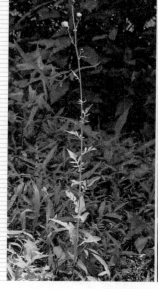
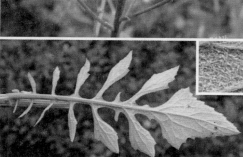
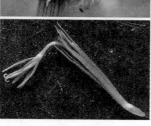

泥胡菜 Hemistepta lyrata (Bunge) Bunge

　　一年生草本。叶大头羽状深裂，下面被绒毛。头状花序排成疏松伞房花序，中外层总苞片外面上方具鸡冠状突起，花序托被托毛，全部小花两性，管状；冠毛刚毛羽毛状；花冠5裂；花药基部尾状；花柱上端具毛环。瘦果基底着生面平。全国大部分省区均有分布。

　　干燥全草入药，消肿散结，清热解毒。

Dry whole plants for medicine.

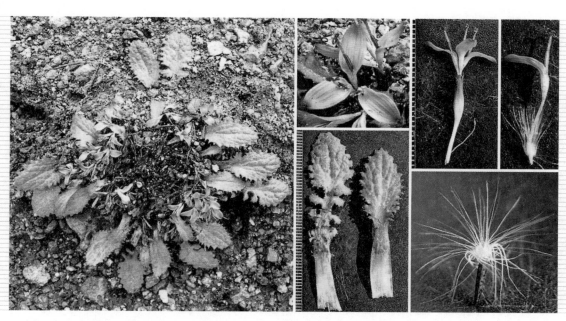

合头菊 Syncalathium kawaguchii (Kitam.) Ling (*Syn. pilosum* (Ling) Shih)

　　多年生草本。茎极短。叶密集排列呈莲座状，大头羽状分裂，常具有不分裂的匙形或长椭圆形的叶，两面被白色长柔毛。头状花序多数；总苞片1层，3枚，含3枚舌状小花；小花两性。瘦果倒长卵形，冠毛白色，微锯齿状，等长。分布于我国西藏及青海。

　　干燥全草入药，疏风解毒。

Dry whole plants for medicine.

第二节 单子叶植物纲 Monocotyledoneae

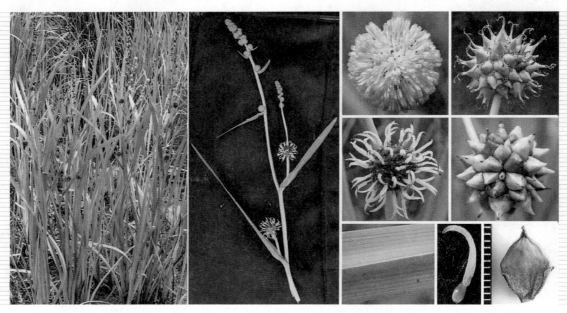

一、黑三棱科 Sparganiaceae(The Bur-Reed Family)

*黑三棱 **Sparganium stoloniferum** (Graebn.) Buch. -Ham. ex Juz.

多年生水生或沼生草本。茎直立。叶片具中脉,上部扁平,下部背面呈龙骨状凸起,或呈三棱形。圆锥花序具3~7个侧枝,每个侧枝上着生7~11个雄性头状花序和1~2个雌性头状花序,主轴顶端仅具数个雄花序;雌花花被片4~6,宿存;子房无柄。果实具棱。分布于东北、华北、西北、华东及西南等地区。

干燥块茎称"三棱",破血行气,消积止痛。

Dry rhizomes for amenorrhea, dysmenorrhea and dyspepsia.

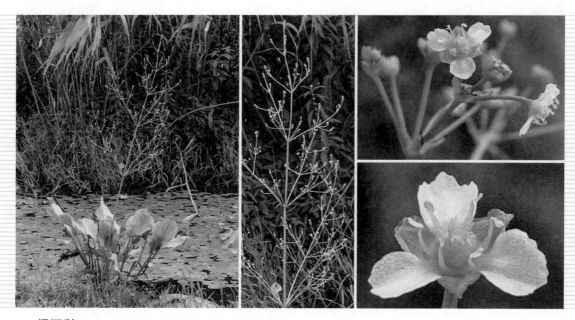

二、泽泻科 Alismataceae (The Water-Plantain Family)

*东方泽泻 **Alisma orientale** (Samuel.) Juz.

水生或沼生草本。具块茎。挺水叶椭圆形,先端渐尖。大型圆锥状聚伞花序;外轮花被片3,绿色,卵形,内轮花被片3,花瓣状,边缘波状;雄蕊6;心皮多数,分离,轮生于花托,花柱长约0.5 mm。瘦果。全国大部分地区均有分布。

干燥块茎称"泽泻",利水渗湿,泄热,化浊降脂。

Dry tubers for edema, oliguria, diarrhea, urinary tract infection and hyperlipemia.

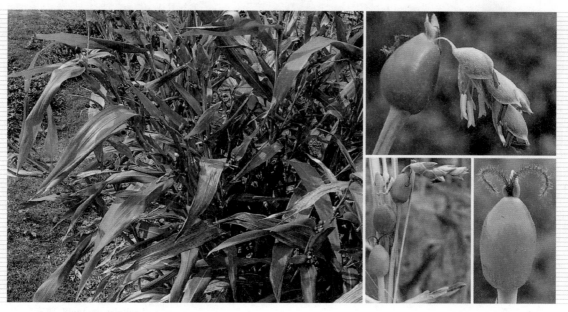

三、禾本科 Gramineae (The Grass Family)

*薏苡 Coix lacryma-jobi L. var. **ma-yuen** (Roman.) Stapf

一年生草本。叶片宽大开展。总状花序腋生，雄花序位于雌花序上部，具5～6对雄小穗，雄花雄蕊3枚；雌小穗位于花序下部，为甲壳质的总苞所包，雌花柱头细长。颖果大，质地粉性坚实。全国大部分地区均有分布。

干燥成熟种仁称"薏苡仁"，利水渗湿，健脾止泻，除痹，排脓，解毒散结。

Dry kernels for edema, oliguria, athlete's foot, diarrhea, lung abscesses and tumors.

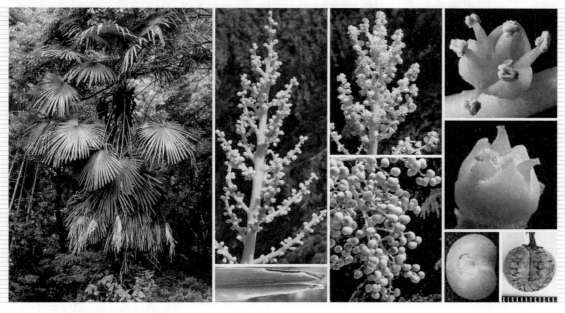

四、棕榈科 Palmae (The Palm Family)

*棕榈 Trachycarpus fortunei (Hook.) H. Wendl.

乔木状。树干圆柱形。叶片掌状分裂成多数裂片，裂片单折，线状剑形，先端浅2裂。花序粗壮；雄花：萼片3，花瓣3，雄蕊6；雌花：花萼3裂，花瓣3，退化雄蕊6；心皮3，离生，被毛。果实宽肾形，具脐，淡蓝色，被白粉。分布于长江以南各省区。

干燥叶柄称"棕榈"，收敛止血。

Dry petioles for epistaxis, hematuria, hematochezia and abnormal uterine bleeding.

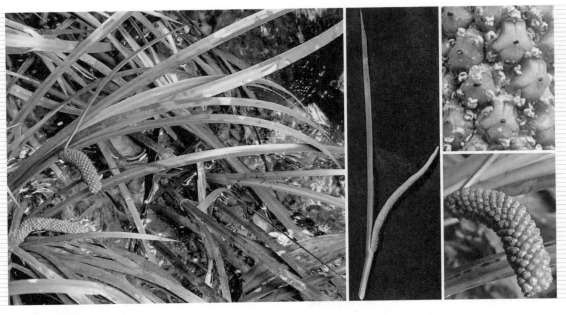

五、天南星科 Araceae (The Arum Family)

*石菖蒲 Acorus tatarinowii Schott

多年生草本。根茎芳香。叶无柄，叶片线形，长20～30 cm，基部对折，中部以上平展，无中肋。佛焰苞叶状，长13～25 cm，肉穗花序圆柱状；花两性，花被片6；雄蕊6。浆果。黄河以南各省区均有分布。

干燥根茎称"石菖蒲"，开窍豁痰，醒神益智，化湿开胃。

Dry rhizomes for epilepsy, insomnia, tinnitus, anorexia and dysentery.

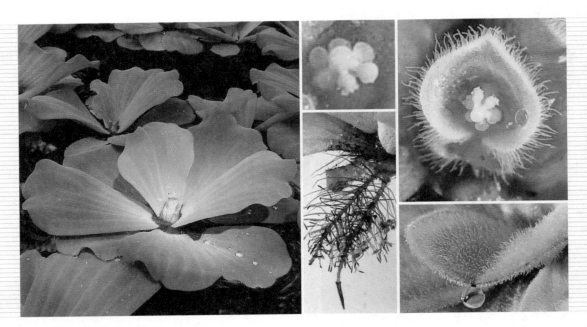

大藻 Pistia stratiotes L.

水生漂浮草本。须根羽状，密集。叶簇生成莲座状，叶片倒卵形或扇形，叶脉扇状伸展。佛焰苞白色，外被茸毛，花单性，无花被；下部雌花序具单花，子房1室，胚珠多数；上部雄花序具花2～8，轮状排列，雄花雄蕊2；无附属器。浆果。分布于福建、台湾、广东等省区，浙江、安徽、湖南及四川等省有栽培。

新鲜全草入药，凉血活血，利湿解毒。

Fresh whole plants for medicine.

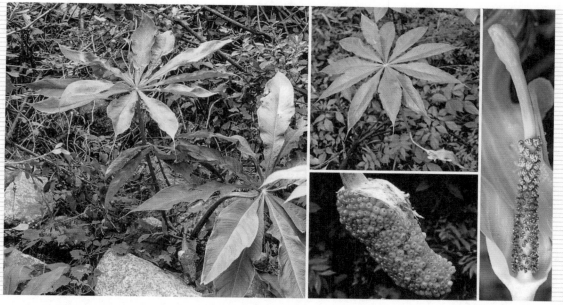

*一把伞南星（天南星）**Arisaema erubescens** (Wall.) Schott

多年生草本，具块茎。叶1枚，叶片放射状分裂，裂片无定数，披针形、长圆形至椭圆形。花序柄比叶柄短，肉穗花序单性异株，附属器棒状、圆柱形，直立，先端光滑；雄花具雄蕊2～4；雌花子房卵圆形。浆果。除东北、内蒙古、山东、江苏及新疆外，全国各省区均有分布。

干燥块茎称"天南星"，散结消肿。块茎的炮制加工品（制天南星）亦入药。

Dry tubers for carbuncles and snake or insect bite (for external use only). Also, processed tubers for medicine.

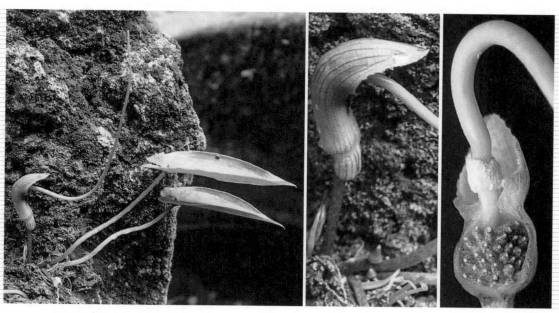

滴水珠 Pinellia cordata N. E. Brown

多年生草本，具块茎。叶1枚，叶片心形或心状戟形，全缘，叶柄常具珠芽。肉穗花序，花单性，无花被；雌花序背面与佛焰苞合生，一侧着花，子房1室，胚珠1；雄花序位于上方；附属器长尾状，略成之字形上升。浆果。分布于浙江、安徽、湖南、广东及贵州等省区。

干燥块茎入药，解毒止痛，散结消肿。

Dry tubers for medicine.

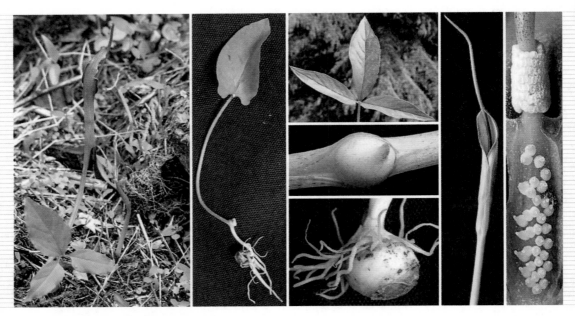

*半夏 Pinellia ternata (Thunb.) Breit.

草本,具块茎。叶柄或叶片基部常具珠芽;幼苗叶片单叶,全缘;叶片3全裂,细脉网状。肉穗花序,佛焰苞管部狭圆柱形,檐部长圆形;单性花,无花被;雌花多数,着生于花序轴下部一侧;雄花序位于上部;附属器伸出佛焰苞外。浆果。全国大部分地区均有分布。

干燥块茎称"半夏",燥湿化痰,降逆止呕,消痞散结。炮制品(法半夏、姜半夏、清半夏)亦入药。

Dry tubers for cough, excessive phlegm, dizziness, palpitations, vomiting and globus hystericus. Also, processed tubers for medicine.

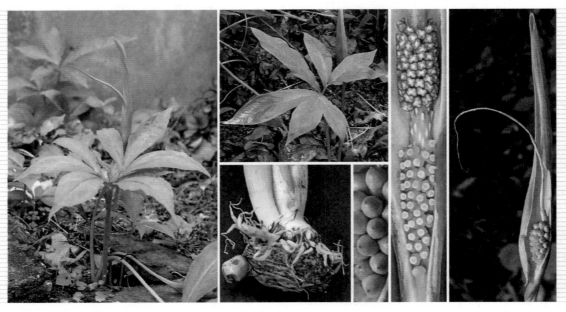

虎掌(掌叶半夏)Pinellia pedatisecta Schott

多年生草本;块茎近圆球形,周围常生数个小球茎。叶片鸟足状分裂,裂片6~11,侧脉在叶缘联结。肉穗花序,花单性,无花被;雌花序背面与佛焰苞合生,一侧着花,子房1室,胚珠1,直立;雄花序位于上方;附属器细线形。浆果。全国大部分省区均有分布。

干燥块茎入药,燥湿化痰,降逆止呕,消痞散结。

Dry tubers for medicine.

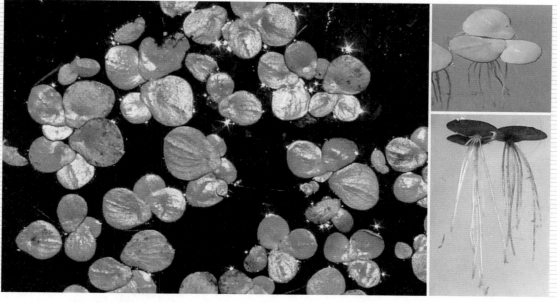

六、浮萍科 Lemnaceae (The Duckweed Family)

* 紫萍 Spirodela polyrrhiza (L.) Schleid.

水生漂浮小草本。叶状体扁平,表面绿色,背面紫色,具掌状脉5～11条,背面中央生5～11条根。肉穗花序藏于叶状体的侧囊内;花单性,无花被。全国大部分省区均有分布。

干燥全草称"浮萍",宣散风热,透疹,利尿。

Dry whole plants for measles, urticaria, edema and oliguria.

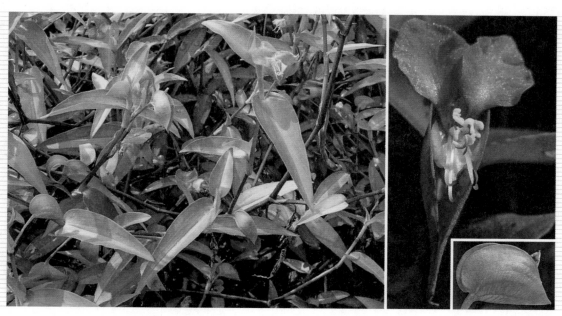

七、鸭跖草科 Commelinaceae (The Spiderwort Family)

* 鸭跖草 Commelina communis L.

一年生草本。茎匍匐,多分枝。叶披针形。总苞片佛焰苞状,折叠状,展开后为心形,顶端短急尖;聚伞花序;萼片3,膜质;花瓣3,上方2枚深蓝色;能育雄蕊3,退化雄蕊3,顶端4裂,裂片呈蝴蝶状;子房上位。蒴果。全国大部分省区均有分布。

干燥地上部分称"鸭跖草",清热泻火,解毒,利水消肿。

Dry aerial parts for common cold, fever, sore throat, edema, urinary tract infection, carbuncles and boils.

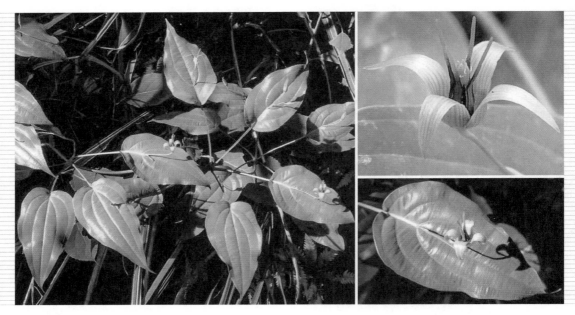

八、百部科 Stemonaceae

*百部（蔓生百部）Stemona japonica (Bl.) Miq.

块根长圆状纺锤形。茎上部攀援状。叶轮生，卵形或卵状披针形，叶柄长 1～4 cm。花序柄贴生于叶片中脉上，花单生或数朵排成聚伞花序状；花被片 4；花药顶端具 1 箭头状附属物，两侧各具 1 丝状体，药隔延伸为钻状附属物。蒴果。分布于浙江、江苏、安徽及江西等省。

干燥块根称"百部"，润肺下气止咳，杀虫灭虱。

Dry roots for phthisis and cough; external use for head lice infestation, body lice infestation and enterobiasis.

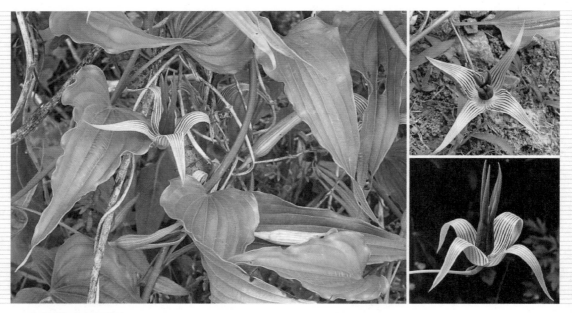

*大百部（对叶百部）Stemona tuberosa Lour.

块根纺锤状。攀援茎。叶对生或轮生，稀兼有互生，卵状披针形，横脉细密，叶柄长 3～10 cm。花单生或数朵排成总状花序，腋生；花被片 4；雄蕊 4，紫红色，药隔肥厚，向上延伸为长钻状附属物；子房上位，1 室，胚珠多数。蒴果。我国长江流域以南各省区均有分布。

干燥块根称"百部"，润肺下气止咳，杀虫灭虱。

Dry roots for phthisis and cough; external use for head lice infestation, body lice infestation and enterobiasis.

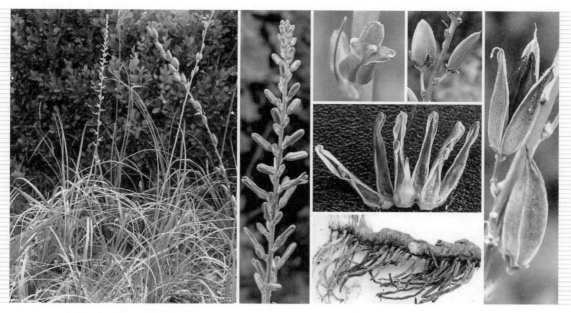

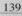

九、百合科 Liliaceae (The Lily Family)

*知母 **Anemarrhena asphodeloides** Bunge

草本。根状茎为残存叶鞘所覆盖。叶基生,长条形。花葶比叶长得多;总状花序;苞片卵形,先端长渐尖;花被片6,长5～10 mm,两轮,基部合生;雄蕊3,花丝着生于内轮花被裂片上;子房上位,3室,每室胚珠2。蒴果,室背开裂。分布于河北、山东、陕西、甘肃及辽宁等省区。

干燥根茎称"知母",清热泻火,滋阴润燥。

Dry rhizomes for fever, dry cough and constipation.

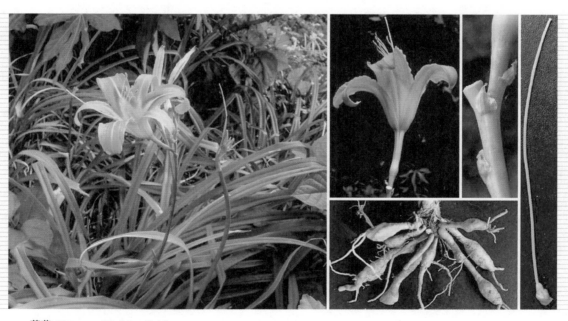

萱草 **Hemerocallis fulva** (L.) L.

多年生草本。根近肉质,中下部纺锤状膨大。叶基生,2列,带状。花序有花数朵;花橘黄色,近漏斗状;苞片小,宽约3 mm;花被裂片6,内轮花被裂片具八字形斑纹,花被管长2～3 cm;雄蕊6;子房上位,花柱细长。蒴果。分布于秦岭以南各省区。

干燥根及根茎称"萱草根",利尿消肿。干燥花蕾称"萱草花",利水渗湿,清热止渴,解郁宽胸。

Dry roots and rhizomes for medicine.

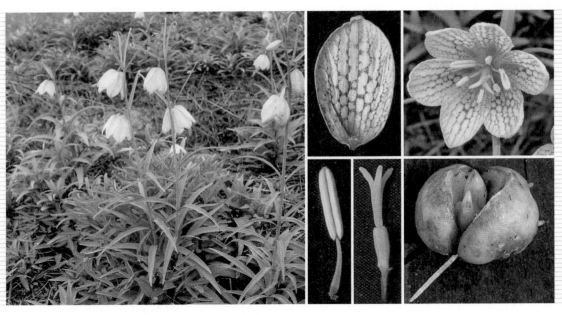

*浙贝母 Fritillaria thunbergii Miq.

多年生草本，具鳞茎。叶近条形至条状披针形。花1～6朵，淡黄色，有时稍带紫色；顶端的花具3～4枚叶状苞片，其余的具2枚苞片，苞片先端明显卷曲；花被片6，内外轮均相似，内面常带紫色方格斑纹；花药近基着；柱头裂片长约1.5～3.5 mm。蒴果具棱，棱上有宽6～8 mm的翅。分布于浙江、江苏、湖南等地。

干燥鳞茎称"浙贝母"，清热化痰止咳，解毒散结消痈。

Dry bulbs for cough, lung abscesses, scrofula and carbuncles.

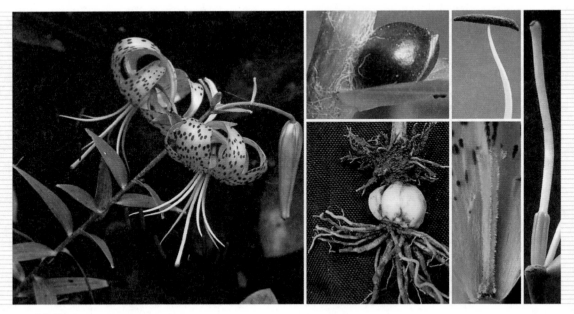

*卷丹 Lilium lancifolium Thunb.

多年生草本。具鳞茎。茎具白色绵毛。叶散生，披针形，上部叶腋具珠芽。花下垂；花被片披针形，反卷，橙红色，具紫黑色斑点，蜜腺两边具乳突；雄蕊6，上端向外张开；子房上位，3室，每室胚珠多数，柱头稍膨大，3裂。蒴果。全国大部分省区均有分布。

干燥肉质鳞叶称"百合"，养阴润肺，清心安神。

Fleshy and dry scales for dry cough, palpitations and insomnia.

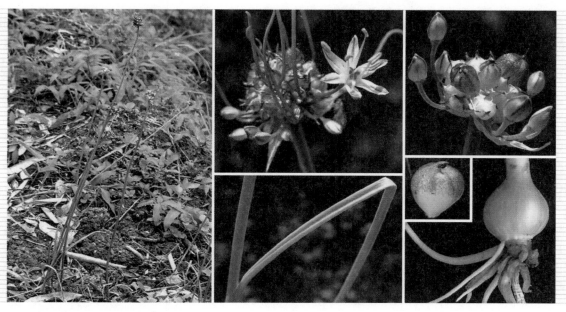

*薤白 Allium macrostemon Bunge

多年生草本。鳞茎近球形。叶半圆柱状,中空,上面具沟槽。伞形花序具多而密集的花,间具珠芽或全为珠芽;珠芽暗紫色;小花梗比花被片长3～5倍;花被片6;雄蕊6,花丝全缘,比花被片稍长;子房上位,3室,每室胚珠2。全国大部分省区均有分布。

干燥鳞茎称"薤白",通阳散结,行气导滞。

Dry bulbs for angina pectoris, dysentery and rectal tenesmus.

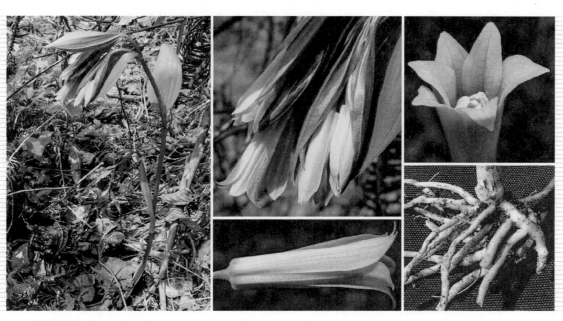

宝铎草 Disporum sessile D. Don

多年生草本。根状茎肉质,根簇生。茎直立,上部具叉状分枝。叶互生,椭圆形至披针形。花常1～3朵着生于分枝顶端;花被片6,近直出,倒卵状披针形,长2～3 cm,基部具长1～2 mm的短距;雄蕊6,内藏;子房上位,柱头3裂。浆果。全国大部分省区均有分布。

干燥根及根茎入药,清肺化痰,止咳,健脾消食,舒筋活血。

Dry roots and rhizomes for medicine.

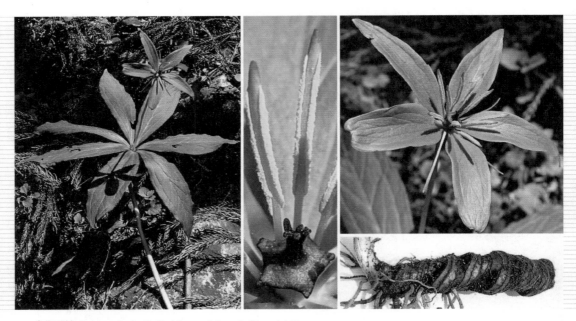

*多花黄精 Polygonatum cyrtonema Hua

草本；根状茎连珠状或结节成块。茎高50～100 cm。叶互生。花序伞形，腋生，总花梗长1～4 cm；花被长18～25 mm，6裂；雄蕊6，花丝两侧扁，具乳头状突起或短绵毛，顶端稍膨大或具囊状突起；子房上位，3室，每室胚珠多数。浆果。分布于四川、湖北、河南、江西、浙江、福建、广东等省区。

干燥根茎称"黄精"，补气养阴，健脾，润肺，益肾。

Dry rhizomes for anorexia, dry cough and premature hair graying.

*华重楼 Paris polyphylla Smith var. chinensis (Franch.) Hara

多年生草本，植株无毛。根状茎粗厚。茎直立。叶常7枚，轮生茎顶。花单生；外轮花被片绿色，狭卵状披针形；内轮花被片狭条形，长为外轮的1/3至近等长；雄蕊8～10，药隔突出部分长1～1.5 mm；子房上位，顶端具盘状花柱基。分布于浙江、江苏、江西、台湾、湖北、广东、四川等省区。

干燥根茎称"重楼"，清热解毒，消肿止痛，凉肝定惊。

Dry rhizomes for convulsion, sore throat, carbuncles, boils, traumatic injuries and snake or insect bite.

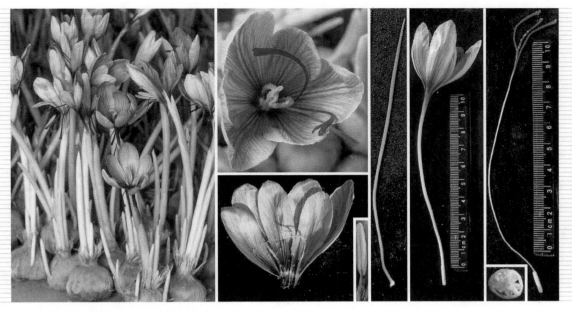

十、鸢尾科 Iridaceae (The Iris Family)

*番红花　Crocus sativus L.

多年生草本。球茎外具黄褐色的膜质包被。叶基生,条形;叶丛基部包有4～5片膜质的鞘状叶。花茎极短。花被管细长,裂片6,2轮排列;雄蕊3,与花被外轮裂片对生;子房下位,花柱细长,上部3分枝,柱头3,略扁,顶端有齿。原产欧洲南部,我国上海等地有栽培。

干燥柱头称"西红花",活血化瘀,凉血解毒,解郁安神。

Dry stigmas for amenorrhea, depression and mania.

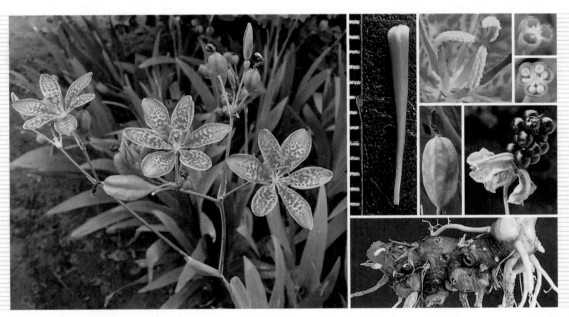

*射干　Belamcanda chinensis (L.) DC.

多年生草本。根状茎为不规则的块状。叶互生,剑形。花橙红色,散生紫褐色斑点;花被裂片6;雄蕊3;花柱顶端3浅裂,子房下位,3室,胚珠多数。蒴果室背开裂。全国大部分省区均有分布。

干燥根茎称"射干",清热解毒,消痰利咽。

Dry rhizomes for sore throat, excessive phlegm, cough and dyspnea.

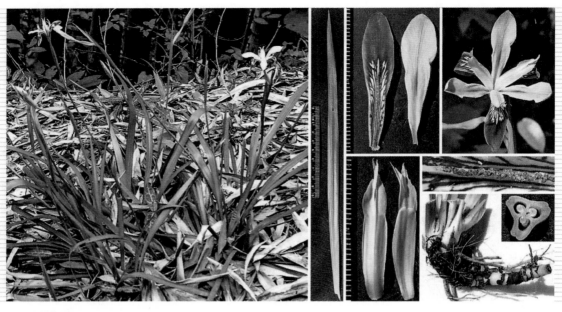

小花鸢尾 **Iris speculatrix** Hance

多年生草本。具根状茎。叶剑形或条形，宽0.6～1.2 cm。苞片2～3；花凋谢后花梗弯曲；花直径5.6～6 cm；外轮花被裂片3，匙形，长约3.5 cm，中脉上有鸡冠状附属物；雄蕊3；花柱分枝扁平，顶端裂片狭三角形，子房下位。蒴果。分布于浙江、安徽、福建、湖北、广东及四川等省区。

干燥根及根茎入药，活血，镇痛。

Dry roots and rhizomes for medicine.

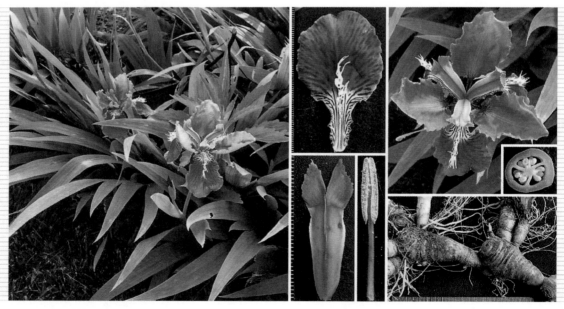

* 鸢尾 **Iris tectorum** Maxim.

多年生草本，根状茎粗壮。叶基生，排成2列，宽剑形，基部鞘状。花蓝紫色，直径约10 cm；花被管细长，外花被裂片3，中脉上有不规则的鸡冠状附属物，内花被裂片3；雄蕊3；花柱分枝3，扁平，顶端裂片有疏齿，子房下位。蒴果。分布于山西、浙江、福建、湖南、广西、甘肃、云南及西藏等省区。

干燥根茎称"川射干"，清热解毒，祛痰利咽。

Dry rhizomes for sore throat, excessive phlegm, cough and dyspnea.

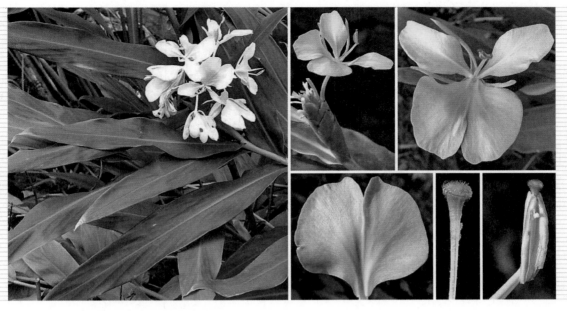

十一、姜科 Zingiberaceae (The Ginger Family)

姜花 Hedychium coronarium Koen.

多年生草本。穗状花序顶生，苞片覆瓦状排列，每1苞片内有2～3花。花白色，芳香；花萼管顶端一侧开裂；花冠裂片3；侧生退化雄蕊2，花瓣状；唇瓣白色，基部稍黄，顶端2裂；雄蕊1；子房下位，3室，柱头漏斗状，具缘毛。分布于四川、云南、广西、广东、湖南及台湾。

干燥根状茎入药，祛风除湿，温中散寒。

Dry rhizomes for medicine.

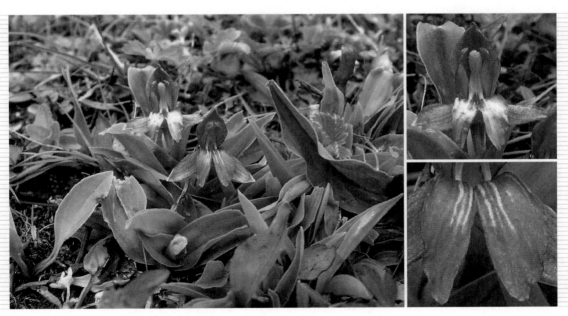

藏象牙参 Roscoea tibetica Bat.

植株矮小，高5～15 cm。茎基部膜质鞘被腺点。叶片长圆形。花单生或2～3朵顶生，紫红色；花萼管状，一侧开裂，顶端具3齿；花冠3裂，后方1枚裂片长圆形；侧生退化雄蕊2，花瓣状，长圆形；唇瓣倒卵形，2裂达3/4处；雄蕊1，花药基部有距。分布于云南、西藏、四川。

干燥根入药，润肺止咳，补虚。

Dry roots for medicine.

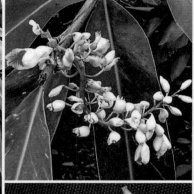
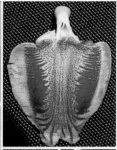
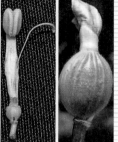

美山姜 Alpinia formosana K. Schum.

多年生草本。叶片长圆状披针形。圆锥花序顶生，直立，花序轴无毛；小苞片白色，壳状；萼齿3，顶端具缘毛；花冠裂片3；唇瓣长3 cm，中央具红色脉纹，顶端浅2裂，基部截平；发育雄蕊1；子房被绢毛。蒴果具明显纵条纹。分布于台湾省。

干燥果实入药，行气。

Dry capsules for medicine.

146

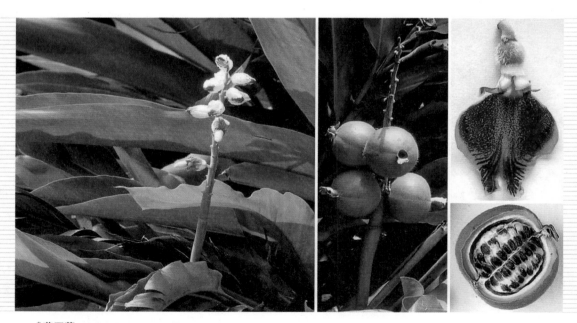

*草豆蔻 Alpinia katsumadai Hayata

多年生草本。叶片线状披针形。总状花序顶生，直立，小花梗明显；小苞片乳白色，壳状；花萼钟状；侧生退化雄蕊2，钻状；唇瓣长3.5～4 cm，顶端浅2裂；发育雄蕊1；子房被毛。蒴果球形，直径约3 cm。种子多数，具假种皮。分布于广东、广西及海南等省区。

干燥近成熟种子称"草豆蔻"，燥湿行气，温中止呕。

Almost ripe and dry seeds for abdominal distension, abdominal pain, vomiting and anorexia.

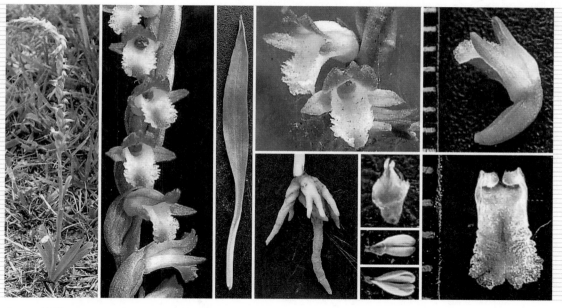

十二、兰科 Orchidaceae (The Orchid Family)

绶草 **Spiranthes sinensis** (Pers.) Ames

地生草本。根数条,肉质,指状,簇生。叶基生,叶片宽线形。总状花序花密集,呈螺旋状扭转;唇瓣长圆形,前半部上面具硬毛且边缘有齿,基部具2枚胼胝体;蕊柱具雄蕊1,花粉团2,粒粉质,顶端具粘盘;蕊喙直立,2裂。全国各省区均有分布。

干燥根入药,清热解毒,滋阴润肺。新鲜或干燥全草亦入药。

Dry roots for medicine. Also, fresh or dry whole plants for medicine.

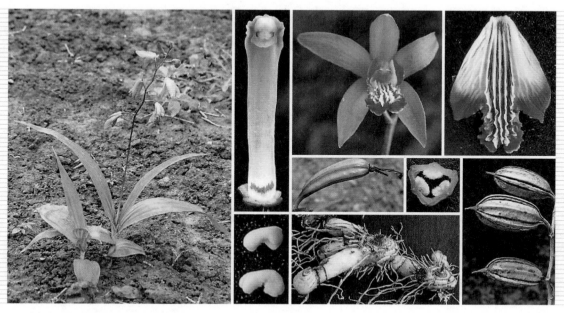

*白及 **Bletilla striata** (Thunb.) Rchb. f.

草本。假鳞茎扁球形。叶纸质,折扇状。总状花序;萼片3;花瓣较萼片稍宽;唇瓣3裂,唇盘上面具5条纵褶片,仅在中裂片上面为波状,中裂片先端凹缺;蕊柱具狭翅;花药2室,花粉团8个,成2群,粒粉质;子房下位,1室,侧膜胎座。蒴果。分布于甘肃、陕西、浙江、江西、湖北、广东及四川等省区。

干燥块茎称"白及",收敛止血,消肿生肌。

Dry rhizomes for hemoptysis, carbuncles, boils and cracked skin.

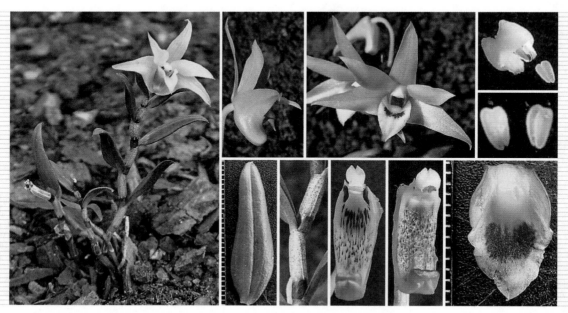

*石斛（金钗石斛）**Dendrobium nobile** Lindl.

附生草本。茎肉质状肥厚，基部明显收狭；节间多少呈倒圆锥形，干后金黄色。叶革质，先端不等侧2圆裂，基部具鞘。花大；萼囊圆锥形；唇盘中央具紫红色斑块；雄蕊1，药帽紫红色，花粉团4，蜡质；具绿色蕊柱足；子房下位。分布于四川、贵州、西藏、广西及台湾等省区。

新鲜或干燥茎称"石斛"，益胃生津，滋阴清热。

Fresh or dry stems for anorexia, nausea, fever and visual impairment.

*铁皮石斛 Dendrobium officinale Kimura et Migo

附生草本。茎圆柱形。叶长圆状披针形，叶鞘常具紫斑。总状花序，花黄绿色；萼囊圆锥形；唇瓣白色，基部具1胼胝体，唇盘密布细乳突状毛，中部以上具一紫红色斑块；蕊柱足带紫红色条纹，药帽白色，花粉团蜡质，2个为1对。分布于安徽、浙江、福建、广西、四川及云南等省区。

干燥茎称"铁皮石斛"，益胃生津，滋阴清热。

Dry stems for anorexia, nausea, fever and visual impairment.

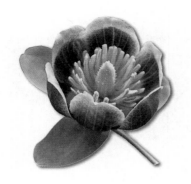

附　录
Appendices

一、植物标本采集 Plant Collecting

1. 准备

（1）熟悉采集地及采集对象：查阅相关资料及标本馆（研究机构、学校等）标本。

（2）装备：服装适合野外考察活动，防水，透气，保暖；标本夹、GPS 定位仪、便携式采集工具。

（3）其他：野外采集记录本、钢笔或铅笔、照相设备、通信工具、必要的药品等。

2. 采集

（1）采集带有繁殖器官的植株或一段茎枝。

（2）采集份数不少于 2 份。

（3）每份标本及时编号，并系 1 号牌。

（4）采集记录：标本形态特征观察与记录；标本生长环境（采集地点）等记要，包括时间、采集者、地名、海拔高度、地理坐标等信息。

（5）拍摄相关图片。

3. 注意

（1）人身安全。

（2）遵守国家相关法规及采集地区或各级自然保护区的相关规章制度。

（3）有熟悉采集地的向导。

■ Field notebook, clippers and trowel are required.

■ Recording of field data.

■ Specimens should be in reproductive condition. Without flowers, fruits or sporangia it is often impossible to identify a vascular plant.

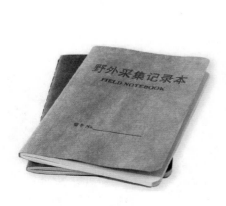

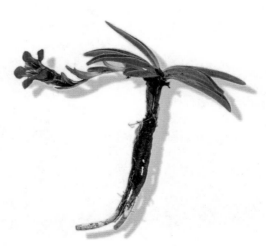

二、植物标本制作 Preparing Specimens

常采用压制法。将新鲜标本通过加压整形、吸水干燥，然后装订在硬纸上的方法（腊叶标本）。

1. 固定　新鲜标本置于打开的标本夹吸水纸上，将标本夹适度加压，紧绑固定。
2. 脱水　及时将潮湿的吸水纸换为干燥吸水纸。
3. 消毒　一般使用 0.2% ~ 0.3% 的升汞（$HgCl_2$）酒精溶液进行消毒。
4. 固定　将消毒并干燥后的标本固定在台纸上（一种厚而坚韧的白纸），并于台纸上盖印"$HgCl_2$！"或"升汞消毒！"字样。
5. 鉴定　鉴定结果标签贴在台纸右下方，标本采集记录签贴在台纸左上方（下图）。
6. 入柜　腊叶标本编号，存入标本柜，供科研和教学之用。

■　Assembling a plant press and pressing plants.

■　Drying the press and the plants it contains.

■　Determining the name of a plant.

■　Labeling specimens.

■　Being mounted on sheets of thickish, high rag-content paper (Fig.1).

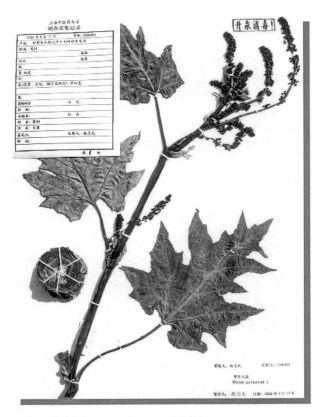

Fig.1　掌叶大黄 *Rheum palmatum* L. 腊叶标本

（2006年8月17日采自甘肃省礼县洮坪乡）

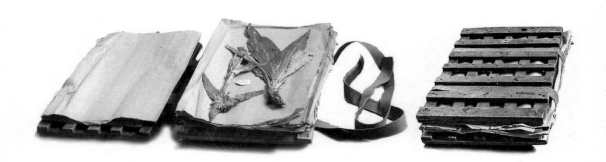

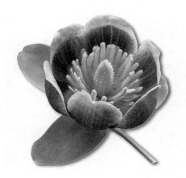

参考文献

References

［1］ 中国科学院中国植物志编辑委员会.中国植物志［M］.http://frps.eflora.cn

［2］ 中国科学院植物研究所.中国高等植物科属检索表［M］.北京：科学出版社,1983.

［3］ 吴兆洪,秦仁昌.中国蕨类植物科属志［M］.北京：科学出版社,1991.

［4］ 国家药典委员会.中华人民共和国药典（2010年版一部）［M］.北京：中国医药科技出版社,2010.

［5］ 上海市食品药品监督管理局.上海市中药饮片炮制规范（2008年版）［M］.上海：上海科学技术出版社,2008.

［6］ 王国强.全国中草药汇编（第3版）［M］.北京：人民卫生出版社,2014.

［7］《浙江植物志》编辑委员会.浙江植物志［M］.杭州：浙江科学技术出版社,1993.

［8］《浙江药用植物志》编写组.浙江药用植物志［M］.杭州：浙江科学技术出版社,1980.

［9］ 中国科学院西北高原生物研究所.藏药志［M］.西宁：青海人民出版社,1996.

［10］ 国家药典委员会.关于《中国药典》2015年版（一部）拟新增品种名单（第二批）公示.2014.

［11］ Flora of China Editorial Committee. *Flora of China*［M］. http://foc.eflora.cn

［12］ Dirk R. Walters, David J. Keil. *Vascular Plant Taxonomy*［M］, 4th ed. Iowa: Kendall/Hunt Publishing Company, 1996.

［13］ J. Hutchinson. *The Families of Flowering Plants*［M］, 2nd ed. vol. I: *Dicotyledons*. Oxford: Oxford University Press, 1959.

［14］ Chinese Pharmacopoeia Commission. *Pharmacopoeia of the People's Republic of China*［M］, vol. I. Beijing: People's Medical Publishing House, 2005.

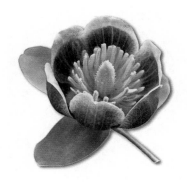

索　引
Index

一、中文索引 Chinese Index

植物名称及科名

153

索引

中药名称*

154

*《中华人民共和国药典(2015年版)》及《上海市中药饮片炮制规范(2008年版)》品种

二、拉丁文索引 Latin Index

Family Names

Scientific Names

药用植物采集与图鉴

药用植物采集与图鉴